ペクチン

その科学と食品のテクスチャー

■ 真部 孝明

まえがき

　我々が日常口にする飲食物は，安全で衛生的であることが前提条件であるが，体温を維持したり，運動をしたり，物を考えたり，あるいは，食べた物を消化吸収するために必要なエネルギー源やそれらの働きを円滑に営むための微量要素などの栄養素を含んでいる必要がある．しかし，現在の食品は安全を前提として，我々の生命を維持するために必要な栄養素を含む条件を満たしているだけでは，消費者には受け入れられない．これらの条件を備えた上で，我々の嗜好を満たすものでなくてはならない．すなわち，外観（大きさ，形，色，新鮮さなど），香り，味（甘さ，酸味，塩辛さ，旨味など）と共にテクスチャー（硬さ，粘り，脆さ，弾力性，滑らかさなど）などの諸条件が満足されなくてはならない．このような嗜好性を左右する諸条件が現在の食品の商品価値を支配しているといっても過言ではない．舌触りや歯切れなどのテクスチャーは食品の品質上極めて大きなウエイトを占めているにもかかわらず，比較的ないがしろにされてきた傾向がある．自然界の天然資源を直接使用する食品は極めて複雑な系から構成されているため，物性と成分との関連を直接結びつけて解明することが困難で，テクスチャーの研究は測定方法の確立と純物質による単純系での研究からスタートした．最近のテクスチャー分野の研究でも単純系，特に，純物質を用いた例が多く，実際の食品にはそのまま適用できにくい場合が多い．

　ところが，都合の良いことに，植物起源の食品には共通して，物性に関係する成分としてペクチン質がある．この物質は細胞同士の接着や細胞壁の構成成分として大きな役割を果たしていることが古くから知られている．しかし，このペクチン質は複雑な多糖類で植物体の中では前駆体である不溶性のプロトペクチンとして硬い組織に多く存在し，多価カチオンと架橋結合して細胞間を強固に接着し，あるいは軟化した組織や粘性をもつ組織

には水溶性のペクチン質が多く存在するなど構造上の複雑さに加えて，ペクチン質は植物体内で各種酵素による分解や共存するカチオンとの結合などにより変化する．このようなペクチン質は植物体の組織のテクスチャーに直接関係する以外に，古くからジャムやマーマレードなどの粘物質として利用されてきた．

　ペクチン質については，多くの総説や成書も見られるが，物性との関係に焦点を絞って述べているものは余り見あたらない．特に，わが国では単行本として発行されているものはない．現在でもなお，プロトペクチンの構造さえ十分解明されていないので，想像の域を脱しない領域も多いが，過去の解明された事柄に，最近の知見を加えて紹介したい．しかし，浅学非才のために内容に不備な点が多いと思われるので，ご批判とご指摘を頂き機会があれば今後より充実した内容に改善したいと考えている．

　本書の出版に当たり，快く引き受けていただいた(株)幸書房に感謝すると共に，編集と校正に多大のご尽力をいただいた出版部部長・夏野雅博氏に深謝する．

平成13年2月　広島県庄原市にて

真部　孝明

目　　次

第1章　ペクチン質の科学 ……………………………………………1
1. 名称とその定義 ………………………………………………1
2. 存在と機能 ……………………………………………………3
3. 植物細胞壁と中葉組織の多糖類 ……………………………5
4. 各植物体のペクチン含量 ……………………………………6
5. ペクチンの構造 ………………………………………………8
6. ペクチンの物理的性質 ………………………………………14
　　6.1　分　子　量 …………………………………………14
　　6.2　コロイド性 …………………………………………19
7. ペクチンの構成糖 ……………………………………………19

第2章　ペクチン質の分析 ……………………………………………26
1. 植物体から全ペクチン質の抽出 ……………………………26
　　1.1　酸　抽　出　法 ……………………………………27
　　1.2　キレート剤抽出 ……………………………………27
　　1.3　全ペクチン定量のための溶解・抽出法 …………28
　　　　1）　硫酸法による全炭水化物の溶解・抽出 ……28
　　　　2）　塩酸法による全ペクチン質の抽出 …………28
　　1.4　ペクチンの性質をできるだけ損なわない抽出法 …29
　　　　1）　ヘキサメタリン酸ナトリウムによる抽出 …29
　　　　2）　粘度測定用ペクチンの抽出 …………………29
2. ペクチンの定量 ………………………………………………29

   2.1 比色定量法 …………………………………………………30
   2.2 滴定法 ……………………………………………………31
 3. ペクチン質の分割 ……………………………………………32
   3.1 溶解度の差によるペクチン質の分割 ………………32
   3.2 ペクチンのイオン交換カラムクロマトグラフィー …………33
 4. 分子量の測定 …………………………………………………36
   4.1 粘度測定による平均分子量の求め方 ………………36
   4.2 ゲルクロマトグラフィーによる分子量の求め方 …………38
 5. 構成糖の組成 …………………………………………………41
   5.1 中性糖の加水分解 ……………………………………41
   5.2 中性糖の糖アルコールアセテート誘導体の調製 …………43
   5.3 ガスクロマトグラフィー(GLC) ……………………44

第3章 ペクチン酵素 ……………………………………………49

 1. ペクチンエステラーゼ(PE) ………………………………50
   1.1 活性の表示法 …………………………………………52
   1.2 測定例 …………………………………………………53
 2. ポリガラクツロナーゼ(PG) ………………………………54
   2.1 試料調製 ………………………………………………54
   2.2 測定法 …………………………………………………55
     1) 還元力測定法(Willstätter-Schudel法) ……………55
     2) 粘度測定法 …………………………………………56

第4章 食品のテクスチャーとペクチン質 ……………………58

 1. 果実・野菜の成熟・貯蔵に伴うペクチン質の変化 …………58
   1.1 果実類 …………………………………………………58
     1) リンゴ ………………………………………………58
     2) モモ …………………………………………………60

  　　3) サクランボ ………………………………………………………………60
  　　4) アボカド …………………………………………………………………61
  　　5) ネクタリン ………………………………………………………………61
  　　6) ウ　　メ …………………………………………………………………62
  　　7) イ チ ゴ …………………………………………………………………62
  　　8) その他 ……………………………………………………………………63
  　1.2 野 菜 類 …………………………………………………………………………63
  　　1) ト マ ト …………………………………………………………………63
  　　2) ジャガイモ ………………………………………………………………64
  　　3) その他 ……………………………………………………………………65
  2. 加熱(調理・殺菌加熱)に伴う組織の軟化とペクチン質 ……………………65
  　2.1 沿　　革 …………………………………………………………………………65
  　2.2 加熱による組織の軟化とペクチン質 …………………………………………67
  　2.3 加熱に伴うペクチンの分解機構 ………………………………………………69
  　2.4 各　　論 …………………………………………………………………………71
  　　1) 野 菜 類 …………………………………………………………………71
  　　2) 豆　　類 …………………………………………………………………72
  　　3) 果 実 類 …………………………………………………………………73
  　　4) その他 ……………………………………………………………………74
  3. 予備加熱に伴うテクスチャーの変化とペクチン質との関係 ………………74
  　3.1 予備加熱による硬度保持現象 …………………………………………………74
  　　1) 野 菜 類 …………………………………………………………………76
  　　2) 果 実 類 …………………………………………………………………77
  　　3) その他 ……………………………………………………………………78
  　3.2 予備加熱の硬度保持機構 ………………………………………………………78

第5章　ペクチンの利用 …………………………………………………………83

  1. ペクチンの抽出方法と性質 …………………………………………………………83
  2. ゲルの形成 ……………………………………………………………………………86

2.1　水素結合型ゲル……………………………………………86
　2.2　イオン結合型ゲル…………………………………………88
3.　エステル化度によるペクチンの分類と性質………………………90
　3.1　高メトキシルペクチン(HMP)によるゼリー………………92
　3.2　低メトキシルペクチン(LMP)によるゼリー………………93
4.　ペクチンのゲル化に必要な条件……………………………………94
　4.1　ペクチン………………………………………………………94
　4.2　酸………………………………………………………………95
　4.3　糖………………………………………………………………96
5.　ジャム類の分類と製法………………………………………………97
　5.1　ジャム(Jam)…………………………………………………97
　　1)　沿　　革…………………………………………………97
　　2)　規　　格…………………………………………………99
　　3)　ジャムの条件……………………………………………104
　　4)　ジャムの原材料…………………………………………105
　　5)　ジャムの成分……………………………………………107
　　6)　ジャムの副資材…………………………………………107
　　7)　ジャムの製法と製造例…………………………………110
　5.2　マーマレード(Marmalade)…………………………………118
　　1)　原　　料…………………………………………………118
　　2)　製造方法(例)……………………………………………118
　　3)　そ の 他…………………………………………………118

6.　ペクチンのゼリー以外の用途………………………………………120

あとがき……………………………………………………………………125
索　　引……………………………………………………………………127

第1章　ペクチン質の科学

1. 名称とその定義[1-3]

　ペクチン，すなわち果実・野菜中に含まれるゼリー状物質は，既に今から200年余り前，1790年にVauquelin[4]によって発見された．1825年にBraconnot[5]はペクチンをアルカリで脱エステルしてペクチン酸を調製した．1840年にはFremy[6,7]がペクチンを酸溶液と共に加熱すると水溶性のペクチンに変化するペクトース（pectose）の存在を報告した．彼は，このペクトースにアルカリを作用させるとペクチンとはならず，ペクテート（pectate）に変化し，さらにこれを酸性にするとペクチン酸ゲルになることを見出した．その後このペクトースはTschirch（1907）によってプロトペクチン（protopectin）と命名された．このようにペクチンに関する研究の歴史は古く，かつ研究例も数多く報告されたが，ペクチンおよびそれに関連する物質の命名が混乱していたために，1927年アメリカ化学会はペクチンの命名に関する委員会を設置し名称の統一化に着手した．その結果，1944年，炭水化物の一分野であるペクチンと関連物質の定義ならびに統一名称をとりまとめて公表した[8]．

　Be Miller（1986）[9]はペクチンについて次のように述べている．ペクチンは一種の多糖類で，基本的にはD-ガラクトピラノシルウロン酸単位がα, D-1,4グリコシド結合した直鎖状のポリマーから成っている．このウロン酸はメタノールと種々の割合でエステル化されている．この基本構造はL-ラムノピラノシル単位と他の中性糖を含む側鎖で隔てられている．このポリマー類は部分的にアセチル化されている．ペクチンがもつ最も大きい物理的性質は分散ゲル形成能である．ゲル形成は三次元の網目構造の形成にあり，この凝集は水素結合，二価カチオンの架橋および疎水的な相互作用によっ

て起こる.
　しかし，今日でも，なお，すべての人が受け入れられるような定義はなされていない．研究分野のみならず，工業的な分野でも一般に使われているペクチン関係の名称と定義は次のとおりである．

〔ペクチン質〕pectic substance
　ペクチン質とは植物体内あるいは植物体から調製される複雑なコロイド状炭水化物で，無水ガラクツロン酸基を多く含み，それが鎖状結合している一群の物質である．ポリガラクツロン酸のカルボキシル基は一部メチルエステル化され，一部あるいは全部が塩基によって中和されている．

〔プロトペクチン〕protopectin
　植物体内に存在する水に不溶のペクチン質に適用され，一定条件で加水分解すると，ペクチニン酸を生成する物質である．

〔ペクチニン酸〕pectinic acid
　メチルエステル基がある程度以上含まれているコロイド状のポリガラクツロン酸に用いられる．ペクチニン酸は適当な条件下で糖および酸が存在するとゲル（ゼリー）を形成することができる．もし，適当にメトキシル基が低いとある種の金属イオン（例えば，Ca，Mgなどの二価カチオン）とゲルを形成する．自然界では，種々の割合で中和されていて，その塩はペクチネート（pectinate）と呼ばれる．

〔ペクチン〕pectin
　植物起源の多糖類の混合物で，主成分としてペクチニン酸を含み，水溶性で適当な条件下でゲルを形成する．すなわち，一般名のペクチンは適当な条件で糖および酸とゲルを形成することができる種々の比率でメトキシル基と中和度を分子中にもつ水溶性のペクチニン酸である．

〔ペクチン酸〕pectic acid

　メトキシル基を全く含まないペクチン質をいい，そのほとんどはコロイド状のポリガラクツロン酸から成っている．自然界ではペクチン酸は種々の割合で中和されていて，その塩はペクテート（pectate）と呼ばれる．

2. 存 在 と 機 能

　ペクチン質はほとんど全ての陸上植物の各器官に含まれ，分裂組織や柔組織中に多く存在している．細胞レベルでは，植物細胞の細胞壁と中葉組織に偏在していることが明らかとなっている．植物細胞の外側に観察される厚い細胞壁および中葉組織周辺の構造をモデル的に示したのが図1.1[10]である．この細胞壁は細胞膜の外側に二次的に分泌された保護壁である．したがって，真の意味での「境」とか「境界膜」ではない．植物細胞をセルラーゼとペクチナーゼで処理すると，細胞壁のない細胞滴（protoplast）が得られる．この細胞滴を電子顕微鏡で観察すると厚さ75Å程度のほぼ三つの層が重なってできている膜構造となっている[11]．

　中葉組織は主としてペクチン質から構成されており，一次細胞壁はセルロース，ヘミセルロース（キシラン，マンナン，ガラクタンなど），ペクチン質およびリグニンから，二次細胞壁は主にセルロースから成り，少量のヘ

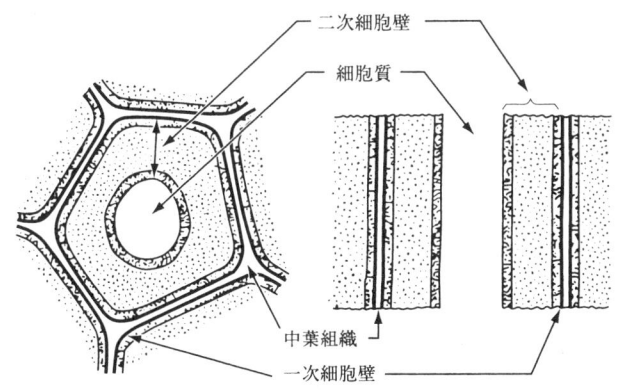

図 1.1　植物細胞の結合組織[10]

ミセルロースやリグニンを含んでいる[12]．中葉組織と一次および二次細胞壁の構成成分を模式的に表わすと図1.2[13]のようになり，構成成分とその所在との関係がわかりやすい．

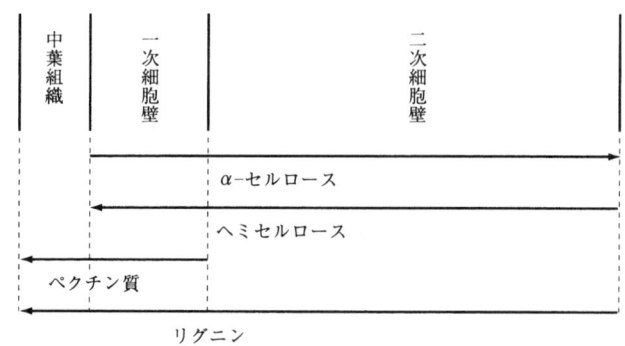

図 1.2　細胞壁構成成分の分布[13]

また細胞壁は三つの領域から構成されている[14]．一つは基本的な網目構造でセルロースとキシログルカンから成り，これがマトリックス状のペクチン（二つ目）で覆われている．三つ目はエクステンシンのようなタンパク質から成っている．

一方，ペクチン質は構造的な要素とともに膜としての機能をもっており，中葉組織のペクチン質は細胞間接着剤ないしは細胞粘着剤としての役割を果たしていると考えられる．成熟した果実は可溶化したペクチンに富んでおり，これはプロトペクチンが一部細胞液に，一部は中葉組織に可溶化した結果であろう．したがって，成熟し軟化した果実では細胞壁の一部が可溶化していると考えられる．またペクチン質は上述したように，お互いの細胞同士を接着する役目を果たしているが，その保水性が大きいことから，植物細胞組織内での水の細胞間移動に寄与していることも考えられる．

セルロースやリグニンとは異なって，植物組織の構成成分としてのペクチン質の大きな特徴は，セルロースやリグニンが一度形成されると固定化され分解を受けることがないのに対して，ペクチン質は可逆的な硬軟化に関係している．すなわち，植物生体内にはペクチン質を合成したり，分解

したりする酵素が共存している．繊維性植物の場合には，ペクチン質は生育初期において水の移動に必要なコロイドとしての役割と各繊維との接着に関与しており，綿繊維では繊維の保護をしている[15]．さらに，落葉や落果は中葉組織のプロトペクチンが可溶化するために起こる現象であるとみられている[16]．

3. 植物細胞壁と中葉組織の多糖類

植物の細胞壁や中葉組織を構成している多糖類について，現在のところ，これらの組織を純粋に単離することが極めて困難であるので正確な値を得ることができないが，既報の文献を2，3紹介して参考に供したい．

Dever (1968)[17]はトウモロコシの根の伸長部を用いて細胞壁を分離したのち，その組成を分析し，ペクチン質26％，ヘミセルロース46％，α-セルロース13％，タンパク質5.4％，リグニン様物質3.7％で，このうちペクチン質の構成糖組成はグルコースとキシロースで約80％を占め，ガラクツロン酸はわずか2.4％に過ぎなかったと報告している．HoffとCastro (1969)[18]はジャガイモ塊茎からの細胞壁と中葉組織について，ペクチン質55％，ヘミセルロース7％，セルロース28％，タンパク質10％から構成されており，このペクチン質にはガラクツロン酸が51.4％含まれていたと報告している．菊池ら (1971)[19]はダイズの細胞壁について，ペクチン質30％，ヘミセルロース50％，セルロース20％から成るとし，BurstromとSallskap (1958)[20]が小麦の根の細胞壁について行った結果では，ペクチン質11％，ヘミセルロース10％，セルロース26％，さらにOdhnoff (1957)[21]がソラマメの根の細胞壁を分析した結果では，ペクチン質7％，ヘミセルロース15％，セルロース21％から成ると報告している．

このように，細胞壁や中葉組織に存在する多糖類中ペクチン質の占める比率は，植物の種類や器官によって非常に異なっている[22]．

Batisseら (1996)[23]はサクランボの果実の硬軟によって，細胞壁の糖組成がどのように異なるか分析して，表1.1のような結果を得ている．

種々の植物体の細胞壁およびペクチンの構成糖を表1.2に一括して示した．

表 1.1 サクランボ果実の硬軟が細胞壁糖組成に及ぼす影響[23]

果実の状態	AIS 中の糖組成(%)							
	Rha	Fuc	Ara	Xyl	Man	Gal	Glc	GA
軟らかい	3.2	0	11	4.4	1.6	5.8	3	28.5
硬 い	3.8	0	11	3.4	1.2	5	2.2	31.4

AIS : alcohol insoluble solid (アルコール不溶性固形物)
Rha：ラムノース，Fuc：フコース，Ara：アラビノース，Xyl：キシロース，Man：マンノース，Gal：ガラクトース，Glc：グルコース，GA：ガラクツロン酸．

表 1.2 細胞壁の構成多糖類

品 目	区 分	構 成 糖(%)							
		Glc	Gal	Xyl	Rha	Man	Ara	Fuc	AUA
サクランボ	軟らかい果実[23]	3	5.8	4.4	3.2	1.6	11	—	28.5
〃	硬い果実[23]	2.2	7	3.4	3.8	1.2	11	—	31.4
リンゴ	細胞壁[24]	47.5	5.8	5.9	0.4	1.9	19.5	0.7	16.6
イチゴ	細胞壁[24]	31.1	7.6	1.9	1.1	0.7	6.5	—	40.3
パイナップル	細胞壁[25]	24.3	3.9	16.4	—	1.3	11.1	—	10.3
ブドウ搾汁粕	温水可溶[26]	4.4	5.8	1.4	2.9	4.9	12.5	—	38.5
オリーブ	中性糖画分[27]	2	0.8	0.6	0.1	0.8	94	0.2	0.5
〃	酸性糖画分[27]	1	2	1	4	—	28	0.9	62
サツマイモ	水溶性画分[28]	3.4	1.2	0.7	0.2	0.1	0.1	—	10.3
〃	不溶性画分[28]	30.4	8.5	5.0	0.8	0.1	0.2	—	10.2
タマネギ	AIS[29]	0.7	1.3	0.7	0.1	—	0.3	0.1	7.0
ニンニク	AIS[29]	2.2	6.1	0.6	—	—	2.5	0.2	5.1
キャベツ	細胞壁[30]	20.5	5.1	3.1	2.6	1.5	10.6	—	29.5
サヤインゲン	AIS[31]	42	15	5	2	4	6	1	28
米 糠	全[32]	38.7	5.9	27.4	—	1.3	26.9	—	—

AUA：無水ウロン酸．

4. 各植物体のペクチン含量

　ペクチン含量は各植物体の生育度や組織の熟度などによって異なり，また個体差が大きいので，詳細な値を示すには条件をつける必要があるが，大略の値を表1.3に示した．乾物当りの含量を比較すると，ビートパルプやレモン果皮に多い．このほかの果実・野菜類のペクチン含量についての分析結果では，新鮮物当りイチゴ0.4〜0.9％[33]，モモ0.4％前後[34]，洋ナシ0.7〜0.8％，和ナシ0.1〜0.2％[35]，ダイコン1.2％前後[36]，ブドウ0.3％，0.4％[37]，カキ0.52〜1.1％[38] 含まれていると報告されている．

ペクチン含量の高いかんきつ類では部位ごとに，また成熟段階によっても含量が異なる．三浦ら（1963）[39]は温州ミカンを12月上旬に採取した果皮では3.68％，パルプ2.7％，夏ミカンの4月下旬に採取したものではそれぞれ

表 1.3 数種植物組織のペクチン含量（乾物当り）

起源	ペクチン含量(％)
ビートパルプ	25～30
カブラ	10
レモン果皮	32
リンゴ	16

3.86％，2.7％，新鮮物当り全ペクチンが含まれていたと報告している．またマイヤーレモンについて，Braddockら（1976）[40]は9月下旬に採取した試料を用いて分析し，フラベド（果皮の白色部）に2.8％，アルベド（果皮の黄色部（油胞部））に2.7％，じょうのう（袋）に4.1％，砂じょう膜（果粒を覆っている膜）に2.3％含まれていたと報告している．一方，樽谷と真部（1963）[41]は温州ミカンと夏ミカンの各部位ごとのペクチン含量を乾物当りに換算して求め，温州ミカンではフラベド13.1％，アルベド22.1％，じょうのう26.7％，砂じょう膜13.7％，夏ミカンではそれぞれ18.7％，18.1％，19.0％および11.9％であったと報告している．また，乾物当りにするとフラベド以外の部位では温州ミカンの方が夏ミカンよりもペクチン含量が高く，ことにじょうのうに多いと指摘している．

このようにペクチン含量の高い素材のうちでも現在，食品添加物に用いられているペクチン製品は主としてレモン果皮，ビートパルプおよびリンゴの搾汁粕から得られているに過ぎないが，含量のみからみると他にも良好な供給源は存在する．しかし，後述するように，単に含量だけではなく，その質（ペクチングレード）が利用に当っては重要である．10数種類の果実

表 1.4 各種果実中のペクチン含量（新鮮物当り）

果実の種類	ペクチン含量(％)	果実の種類	ペクチン含量(％)
リンゴ	0.5～1.6	レモン	3.0～4.0
アプリコット	0.7～1.3	ナシ	0.5～0.7
バナナ	0.7～1.2	ラズベリー	0.7～1.0
サクランボ	0.2～0.5	イチゴ	0.6～0.7
スグリ	0.9～1.5	トマト	0.1～0.5
ブドウ	0.2～1.0	モモ	0.6～0.9
グレープフルーツ	3.3～4.5		

について，新鮮物当りのペクチン含量の概略値を，利用に際しての参考のために表1.4に示した．

5. ペクチンの構造

Owensら (1946)[71] の記述によると，1920年代までペクチンは小さな環状構造をしていると考えられていた．しかし，1923年にスモレンスキー (Smolenski) によってペクチンがデンプン構造に匹敵する高分子量の物質で，セルロースのような長鎖化合物であることが分かった．

その後ペクチンについては多数の構造が提唱されてきた．しかし，今日最も普遍的に考えられているのは，ガラクツロン酸（ガラクトースの6番目の炭素が –COOH に酸化されているウロン酸）がアミロースのように α–1,4結合によって直鎖状に結合している重合体である．ペクチンの主な加水分解物はガラクツロン酸とメタノールである．このことは，ペクチンがガラクツロン酸あるいはそのメチルエステルの多糖類であることを示す．しかし，ペクチンを加水分解すると，このD–ガラクツロン酸以外にD–ガラクトースやL–アラビノースなどが共に得られる場合が多く[43,44]，D–ガラクツロン酸のみであることはほとんどない．ペクチン分子中にガラクツロン酸以外の他の構成分が存在するのかどうかは，ペクチンを純粋に単離することができない場合が多いために断言することが難しい．しかし，たとえ見かけ上純粋なペクチンでも加水分解するとD–ガラクツロン酸以外に他の物質（中性糖）が検出されるので，これらの中性糖はペクチン分子に固有の一部とする考え方が支配的となっている．

ここでは，一応，ペクチンがD–ガラクツロン酸のみから成っている単純多糖類として考えてみる．D–ガラクツロン酸を基本として，α–1,4結合した多糖類の構造は図1.3のように表わすことができる．

また，ペクチンの定義[5]によると，ペクチン酸はメチルエステル基を含まないポリガラクツロン酸であり，ペクチニン酸はメチルエステル基をある程度含んでいる．ガラクツロン酸のカルボキシル基の部分以外をGの記号で表わすと，ペクチン酸とペクチニン酸の関係は図1.4のようになる．

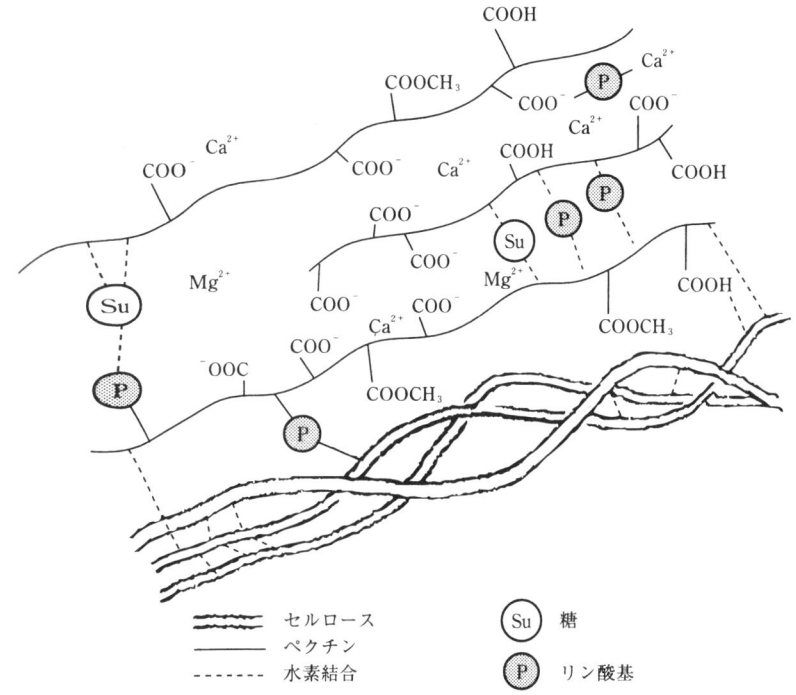

図 1.5 細胞内におけるプロトペクチンの想定構造[46]

仮説の域を出ていない．

　ペクチンの基本構造は1,4結合したα-D-ガラクツロン酸（あるいは相当するメチルエステル）で，所々に2位に結合したL-ラムノシル基が散在している[47]．すなわち，1→4-α-D-ガラクトピラノシルウロン酸を主鎖とし，この主鎖の所々にα-L-ラムノシル残基が挿入されている．ウロン酸はメタノールでメチル化され，ラムノース以外の中性糖も存在し，中性糖は約20％含まれることが多い[59]．

　Thibault（1983）[48]によれば，このラムノガラクツロナン（図1.8参照）の主鎖に側鎖としてガラクトース（Gal），アラビノース（Ara），マンノース（Man）およびグルコース（Glc）が結合している．この側鎖は密に分布している毛状領域（hairy region）と分布の少ない平滑領域（smooth region）から成る[49]．この毛状領域はラムノース残基が多く存在し，ペクチン中の中性糖側鎖に

5. ペクチンの構造

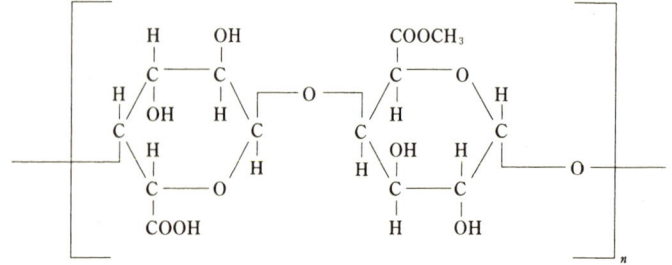

図 1.3　ペクチンの骨格分子

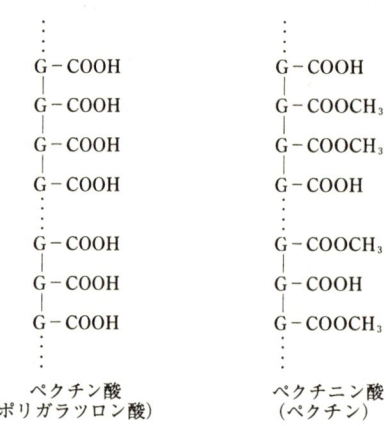

図 1.4　ペクチン酸とペクチニン酸の関係

一方，プロトペクチン[45]は植物組織中では不溶性となって存在し，その詳細な性状は明らかではない．プロトペクチンは植物組織内で，セルロースと結合して不溶性の巨大分子を形成しているとか，CaやMgと結合して不溶性となっているとの考え方がある．後者はプロトペクチンを酸で加水分解すると可溶性となることや，比較的高分子のペクチンあるいはペクチニン酸はCaやMgと不溶性の塩を形成することに基づく考え方で，換言するとプロトペクチンはCa, Mgのペクチネートであるということになる．このプロトペクチンの構造についてはHenglein (1958)[46]が図1.5のような仮説を提唱している．もちろん，プロトペクチンを生体内で存在している性状を保ったまま抽出，分離，精製することが現在のところ不可能であるので，

5. ペクチンの構造

あってエステル化度（第5章，p.90参照）の高いポリウロニドである[50]．

De Vriesら(1986)[51]はリンゴペクチンについて，次のように述べている．ガラクツロナンの基本骨格内に全く不均一に1-ラムノピラノシル単位が存在している．このペクチンは平滑領域（smooth region = poly α-D-galactopyranosyluronic acid region）と毛状領域から成る．毛状領域はアラビノガラクタン側鎖と短いキシロース側鎖から成る．ウロン酸残基の約95％がホモガラクツロナン残基（図1.8参照）中に存在し，ウロン酸残基のメトキシル基は無作為に分布していると推定された．彼らは中性糖分布からペクチンを五つのタイプに分けている．すなわち，水平方向の線をペクチン分子のラムノガラクツロナン骨格，四角の領域を中性糖側鎖のブロックとすると，図1.6のようになる[51]．

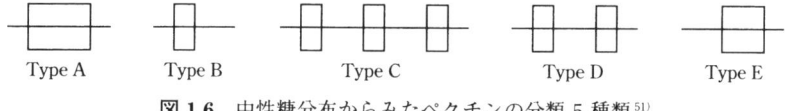

図 1.6 中性糖分布からみたペクチンの分類 5 種類[51]

リンゴ完熟果についてA，B，C，DおよびEの糖組成を分析した結果を表1.5に示した．

元来ペクチンは直鎖のみで側鎖は存在しないと考えられていたが，ペクチンはラムノガラクツロナン主鎖に側鎖としてGal，Ara，Man，Glcが結合している[52]．この側鎖は2種類あり，密に存在している毛状領域と分布の少ない平滑領域から成る．

表 1.5 中性糖分布から分類した五つのタイプのペクチンの糖組成[51]

糖の種類	型					平均
	A	B	C	D	E	
ラムノース	0.15	0.07	0.08	0.07	0.09	0.09
キシロース	0.09	0.10	0.09	0.08	0.08	0.09
ガラクトース	1.42	0.80	0.69	0.38	0.29	0.71
グルコース	0.17	0.13	0.12	0.12	0.03	0.10
糖含量*	0.08	0.15	0.24	0.54	1.42	0.49

* moles/mole of galacturonic acid.

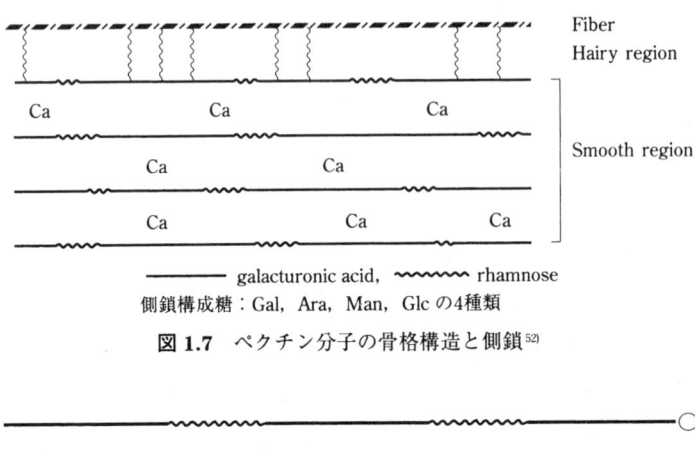

——— galacturonic acid, ～～～ rhamnose
側鎖構成糖：Gal, Ara, Man, Glc の4種類

図 1.7 ペクチン分子の骨格構造と側鎖[52]

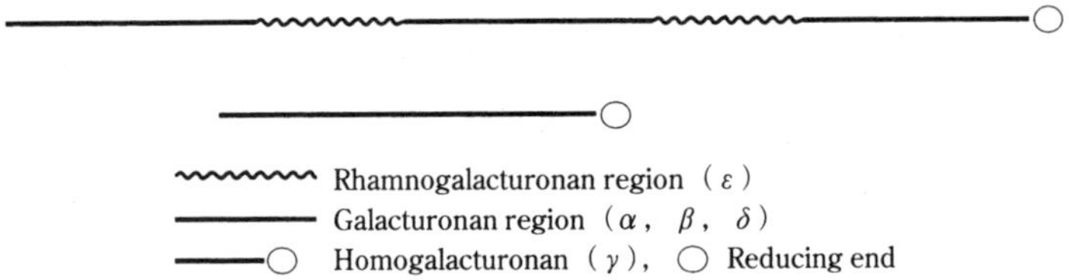

～～～ Rhamnogalacturonan region (ε)
——— Galacturonan region (α, β, δ)
———○ Homogalacturonan (γ), ○ Reducing end

α：非還元性末端をもち，還元性末端をもたない
β：還元性末端をもち，非還元性末端をもたない
δ：ヘテロなラムノガラクツロナン領域によって挟まれ，末端を持たない
γ：ガラクツロン酸のみから成る遊離分子で還元，非還元性末端の両方をもつ
ε：ラムノガラクツロナン領域中に存在するガラクツロン酸

図 1.8 ペクチン分子の構造（基本モデル）[54]

ラムノガラクツロナンはサクランボのテクスチャーに強く関与している[48]．一方，池田と畑中（1981）[53]は，ペクチン酸分子はそのほぼ中心に中性糖側鎖をもったヘテロな領域，すなわちラムノガラクツロナン領域，その両端（還元性末端および非還元性末端）側にホモガラクツロナン領域を配置した分子型モデルを示した．松橋（1991）[54]はペクチンの基本モデルを図1.8のように模式化して示している[53,54]．

Jimenezら（1994）[55]はペクチン側鎖はRha，AraおよびGalから成るとしている．細胞壁のペクチンが明らかに異なる二つの領域から成り，一つは直鎖状のホモガラクツロナン，もう一つは分岐したラムノガラクツロナンであることについてはDe Vries（1992）[51]も述べている．

このように種々の起源からのペクチンは部分的に側鎖をもっている[56]が，

5. ペクチンの構造

かんきつペクチンは棒状（rod like）であるとの報告[57]がある．

ペクチン分子中にフェルラ酸が存在していることが種々の植物組織で見出されている．例えば，ホウレンソウのペクチン[58]やビートのペクチン[56]の中性糖側鎖にはフェルラ酸がエステル結合している．

ペクチンのメチル基，アセチル基およびフェルラ酸置換は次のような分布と機能を持っている[47]．すなわち，

① メチル基

一般の植物細胞壁ではカルボキシル基の50％以上がメタノールでエステル化されている．エステル化の程度（エステル化度）によって，イオン交換，保水性，架橋結合および水素結合が決定される．

② アセチル基

ペクチンのアセチル基の分布は明らかでないが，ビート，アプリコット，ナシのペクチンでは4％に達する．

③ フェルラ酸

アラビノースおよびガラクトース残基によって，中性糖側鎖にフェルラ酸が運ばれると考えられている．

ペクチンは直鎖状の巨大分子であるが，真っ直ぐに伸びているのではなく，D-ガラクツロン酸単位はお互いに120°の角度をもって対している．ナトリウムペクテート分子のX線回折によって，そのペクチン分子の鎖は三重のラセン構造をもっており，等しく13.1Åの間隔をもっていることが指摘されている[43]．ペクチンにカルシウムがキレート結合するためには，ガラクツロン酸のカルボキシル基がキレート形成に必要な距離まで接近しなくてはならない．そのためには，グリコシド結合において自由に回転する必要がある．ペクチンのCa-キレート結合は図1.9のように考えられている[59]．Ca-Oの原子間の距離は原子半径から計算すると2.48Åであり，2個のカルボキシル基へのCaの結合は4.9〜5.0Åである[60]．また，D-ガラクツロン酸単位はC1立体配座をしており，グリコシド結合を生じるC1およびC4の水酸基はaxial位[61]にある．

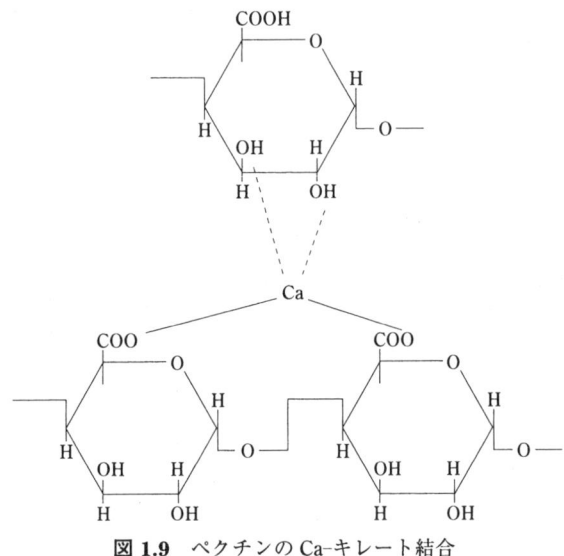

図 1.9　ペクチンの Ca-キレート結合

6. ペクチンの物理的性質

6.1 分　子　量

　種々の植物起源のペクチンの分子量は，浸透圧法，超遠心分離法，末端基の分析，粘度法とかゲル沪過法などによって測定されている．しかし，純粋状態で個々の分子をもつペクチンを分離することが極めて困難であることから，現在のところ一致した値は得られていない．浸透圧法では30,000〜100,000，超遠心分離法では16,000〜50,000の分子量が示されているが，高純度のペクチンから33,000〜117,000との報告もある．粘度測定では27,000〜115,000とか28,000などの値も示されている．おそらく，ペクチンは種々の分子量をもった混合物として植物組織に存在しているのであろう．分子量を50,000と仮定すると，ペクチンの場合重合度は約300である．現在のところ，ペクチン酸の分子量は35,000〜100,000の間に存在すると考えるのが妥当であろう．
　一方，ゲル沪過の技術の発展に伴い，ペクチンの分離にも適用されるよ

うになった．例えばリンゴのペクチンのように，純粋なペクチニン酸と中性アラバン-ガラクタン複合体に分離され，その分子量が200,000以上であることが見出された例[50]や，トマトのペクチンについてSephadex G-200による分離で200,000以上の分子量をもつ，1種または多分子構成分であるとの報告[62]もみられる．

一般にペクチンの分子量は，60,000から200,000の範囲であると報告されている[63]．しかし，Sephadex G-200でペクチンを溶出すると，ペクチン分子が集合体となってより大きい分子量を示す[43]．ニンジンの加熱に伴う分子量変化をBen-Shalomら（1992）[64]が分析し，水溶性ペクチンはブランチングの有無でほとんど差がなく21,000程度であるが，キレート剤（EDTA）可溶性ペクチンは無処理が61,000で，加熱すると若干増加したと述べている．ビートパルプペクチンはゲル沪過による分析で35,500～44,700の範囲であったとPhatakら（1988）[65]は報告している．一方，ChangとSmit（1973）[34]は成熟に伴う分子量変化を2品種のモモについて調べ，表1.6に示すように，品種により未熟果と完熟果のペクチン分子量の変化は一様ではないと述べている．

マンゴーペクチンの分子量は16,000～27,000[66]，リンゴパルプからのペクチンは約120,000[62]であるという．また，Michelら（1985）[68]はビートパルプペクチンの分子量を約40,000であると報告している．

表 1.6 モモ果実のペクチン分子量の熟度差[34]

品　種	未 熟 果	完 熟 果
Elberta	21×10^4	7.8×10^4
Babygold	14×10^4	12.1×10^4

1930年代までは，ペクチンが小さな環状構造をもつと考えられていた．その後，種々のペクチンとその硝酸塩の屈折率，沈降定数および拡散定数の測定結果に基づいて，高分子量でセルロースのような長鎖化合物であることが分かった[1]．

Owensら（1946）[69]，Saeedら（1975）[66]は，ペクチンの分子量を計算するのに$[\eta] = 1.4 \times 10^{-6} M^{1.34}$の式（$[\eta]$は固有粘度，$M$は分子量）を採用しているが，Dahme（1988）[70]はペクチンの固有粘度をウベローデ毛細管粘度計を用いて測定し，$[\eta] = 9.55 \times 10^{-2} M^{0.73}$の関係式から分子量を求めている．また，BartoliniとJen（1990）[71]は，リンゴジュースの搾汁粕のペクチンの分

子量を$[\eta]=4.7\times 10^{-5}M$の関係式から求めている.

Michelら (1985)[68] によると,ビートパルプから塩酸または硝酸でペクチンを抽出する際に,抽出液のpHが低くなるとペクチンの分子量が低下し,pH 1.5で1時間抽出では4.07×10^4であったが,pH 1.0, 5時間では0.81×10^4となったと報告している.したがって,ペクチンを抽出する場合の抽出条件が分子量に大きく影響するので,抽出条件を十分考慮する必要がある.

なお,数種の果実・野菜から調製したAIS中に含まれる3種類の溶媒による抽出画分のペクチン含量を表1.7に示した.一般に酸で抽出すると,その組織に含まれるペクチンのほぼ全量を抽出できる.

表 1.7 抽出画分のペクチン含量

種　類	ペクチン含量 (mg/100mg AIS)			
	水溶性	ヘキサメタリン酸	塩　酸	全ペクチン
イチゴ	21.3	7.3	5.8	34.4
イチジク	57.2	13.8	4.6	75.6
西条柿	19.8	3.5	4.7	28.0
富有柿	46.6	13.2	5.3	65.1
ダイコン	18.0	16.2	9.4	43.6
ニンジン	14.7	16.5	9.4	46.6
インラインパルプ	49.6	14.2	14.9	78.7

Christensen (1954)[72] はペクチンの分子量とペクチングレードとの関係を求め,ペクチンのサッググレード値*と破断強度との間の比は一定ではなかったが,分子量に依存していると述べている.

　　* サッググレード (sag grade):Exchange Ridgelimeter (交換リッジメーター,サンキスト製) のゼリーグラスからゲル化させたゼリーを取り出して,ガラス板上に倒立させてから,2分後にゲージを用いて高さを測る.元の高さとの差を元の高さで除して百分比を求め,これをサッグ (sag) あるいはサッググレードとして表わす.ゲル強度だけでは,付着性が出てこないが,サッグを用いるとパンに付ける時よく付くかどうかの判断ができる.

後藤ら (1982)[73] はゲル沪過により,かんきつ果汁中の水溶性ペクチンの分子量分布を検討し,不溶化して果汁の清澄化を引き起こすのは,特に分

子量が10^5以上のペクチンであったと述べている．一方，Dahme（1988）[70] はペクチンゲルの弾性に及ぼすかんきつHMP（高メトキシルペクチン）の濃度と平均分子量の影響を調べて次の結果を得ている．ペクチン，糖，水系のせん断率と破砕応力はペクチンの濃度と平均分子量に依存し，ペクチンが一定濃度なら，分子量が増加するにつれてせん断率よりも破砕応力が増大した．

Guichardら（1991）[74] はイチゴジャムの揮発成分と味覚特性に及ぼすペクチン濃度，分子量およびエステル化度の影響について検討し，同一濃度と同一分子量のペクチンではエステル化度が減少するにつれコンシステンシーが有意に低下し，フレーバーも減少したと述べている．

Da Silvaら（1992）[75] はHMPの分子量を粘度法により測定し，粗製HMPで平均117,000，精製HMPでは115,000で，精製によって分子量の低下はほとんど見られなかったと述べている．

Ben-Shalomら（1992）[64] はニンジンの加熱に伴う水溶性およびキレート剤可溶性ペクチンの分子量変化をゲルクロマトグラフィー（Sephacryl S-300）で追跡して，表1.8の結果を得ている．また，Maria-Svanbergら（1995）[76] はニンジンの水溶性食物繊維の分子量分布を調べている．その結果，生に比べて加熱が進むと，分子量850,000以上のピークが減じ，50,000～180,000のピークが増加すると述べている．

粘度法による分子量測定値は平均分子量であって，当該物質の分子量の分布（広がり）は分からない．

この広がりについてはゲルクロマトグラフィー（分子ふるい）がよく用いられる．これに用いられるペクチンは水溶性ペクチンまたはキレート剤可

表1.8 ニンジンの加熱処理に伴うペクチン分子量の変化（Sephacryl S-300）[64]

処　　理	分　子　量（×10^3）	
	水溶性ペクチン	キレート剤可溶性ペクチン
対照（生）	21.2±1.0	61.3±2.8
ブランチング（85℃，4分）	21.7±0.8	64.4±3.3
同上＋乾燥	53.5±3.3	138.1±2.7
乾　燥	11.3±0.6	36.5±1.7

溶性ペクチンである場合が多い．カラム充填剤としてはSephadex G-200[62)]またはSepharose CL-4B[2)]がよく用いられるが，最近はHPSEC（high-performance size exclusion chromatography）を用いた研究がみられる．この場合には充填剤としてBio-Gel TSK 60XL[75)]あるいはμ Hydrogel[76)]を用いている．

HedgeとManess（1998）[77)]は硬度の異なるモモ果実からペクチンとヘミセルロースを取り出し，クロマト分析により分子量を求めた．ピークはラムノース残基対ガラクツロン酸残基の比率で比較した．果実の軟化に伴い，イミダゾール抽出物の見かけ上大きい分子量のピークが増加した．比較的小さな分子量のピークはガラクツロン酸に富み，おそらくホモガラクツロナン様多糖であろう．一方，炭酸ナトリウム抽出物中では，ホモガラクツロナン様多糖が高分子量画分として最初に溶出され，果実の軟化につれて

表1.9 種々の植物体ペクチンの分子量測定結果一覧

品　名	分子量（×10⁴）	測定法	報告者
市販ペクチン			
かんきつ	12～17	粘度法	Bartoliniら（1990）[72)]
〃	1.2～7.1	〃	Owensら（1946）[70)]
リンゴ	16～20	〃	Bartoliniら（1990）[72)]
〃	2.5～5.7	〃	Owensら（1946）[69)]
HMP	8.6	〃	Guichardら（1991）[74)]
LMP	5.9	〃	〃
リンゴ	20<	ゲル沪過 Sephadex	Barrettら（1965）[43)]
マンゴー	1.6～2.7	粘度法	Saeedら（1975）[66)]
トマト	20<	ゲル沪過 Sephadex	Steinら（1975）[62)]
モモ（未熟）	7.8～14.1	粘度法	Changら（1973）[78)]
モモ（完熟）	12.1～21.0	粘度法	〃
ネクタリン	60.0	ゲル沪過 Biogel	von Mollendrofら（1993）[79)]
グアバ	7～11.8	粘度法	El-Tinayら（1979）[80)]
オリーブ（生）	40	ゲル沪過*	Jimenezら（1996）[81)]
オリーブ（加工）	7	〃	〃
ヒマワリ	50～80	ゲル沪過	Changら（1994）[82)]
ニンジン	85<	〃	Maria-Svanbergら（1995）[76)]
ニンジンWSP	2.12	ゲル沪過*	Ben-Shalomら（1992）[64)]
ニンジンCSP	6.13	〃	〃
ビートパルプ	4.1	粘度法	Michelら（1985）[68)]

＊ Sephacryl S-300(HR)
HMP：高メトキシルペクチン，LMP：低メトキシルペクチン，WSP：水溶性ペクチン，CSP：キレート可溶性ペクチン．

量的に多くなった．KOH抽出物には3個の主要ピークがみられ，第2のピークはキシログルカン様多糖でフコースがそれに強く結びついており，果実が軟化するにつれて小さくなった．

なお，種々のペクチンの分子量を測定した結果を表1.9に一括して示した．

6.2 コロイド性

ペクチンは粘性のあるゲルを形成して水に分散する．このペクチンゲル形成については次の仮説[50]が支持されている．すなわち，1) ペクチンは負に荷電した親水コロイドであり，2) 糖は脱水剤として作用し，3) 水素イオンはペクチンの負の電荷を減少させ，分子の凝集を促し，網目構造形成に作用する．4) 脱水と凝集の速度は水素イオン濃度の増加に比例して増大する．5) ペクチンの脱水には一定の時間が必要で，平衡に達するとゲル強度は最大になる．

ゲル形成に及ぼす成分の影響は複雑であるが，ゲルの強さ（ゲル強度）は，1) ペクチンの量，2) ペクチンの分子量，3) ペクチンのエステル化度，4) 糖の含量および 5) 水素イオン濃度の5要因に依存している．

ペクチンは古くから砂糖-有機酸系でゲルを作るのに用いられてきた．強いゲルを作るにはペクチンが比較的高いメトキシル基をもち，かつ，高分子量である必要がある．ゲル形成の各要因については，ペクチンの利用の項（第5章）で述べる．

7. ペクチンの構成糖

既に述べたように，植物体から純粋な形でペクチンを抽出・単離することは，現在のところ困難であるので，分析に用いたペクチンの純度に問題は残されているが，その構成糖の組成について既報の文献を紹介する．

BarrettとNorthcote (1965)[43]はリンゴ，AspinallとFanshowe (1968)[44]はレモンから調製したペクチン中に，アラビノース，ガラクトースやラムノースなどの中性糖の存在を認めており，HoffとCastro (1969)[18]はジャガイ

モの細胞壁からペクチン質を分離し，無水ガラクツロン酸51％，ラムノース3％，ガラクトース43％，アラビノース2.8％，キシロース0.9％，フコース0.3％であったと報告している．Abdel-FattachとEdress（1971）[84]はタマネギから分離したペクチン質に中性糖としてアラビノース，キシロースの他にグルコース，ガラクトースおよびラムノースが含まれていたと報告している．川端と澤山（1975）[85]は18種類の果実について，ペクチン質の収率，無水ガラクツロン酸含量，メトキシル含量と共にその糖組成を分析している．そのうちの主な10種類の果実についての結果を表1.10に示した．

表に見られるように，ペクチンの中性糖構成比は植物の起源によって大きく異なり，また，ペクチンの溶解度画分によっても大きな差が見られる．なお，ペクチンの抽出条件により，分離したペクチンに含まれるAUA（無水ウロン酸）含量に大きな差がある．例えば，市販されているペクチンの中でも，ビートパルプペクチンは塩酸抽出したものはAUA含量が82％を占めるが，EDTA抽出したものでは44％であったとPhatakら（1988）[65]は述べている．また，ナタネ種子からシュウ酸アンモニウムで抽出したペクチンは，AUAが76％であったと，AspinallとJiang（1974）[86]は述べている．

Jimenezら（1994）[55]はオリーブの細胞壁を分割し，構成する糖組成を比較検討した．すなわち，主な中性ペクチン多糖類はアラビナンでアラビノー

表1.10　果実ペクチンの組成 [85]

品　目	収率(%)	AUA(%)	メトキシル基(%)	中性糖の構成糖 (%)				
				Rha	Ara	Gal	Xyl	Glc
グレープフルーツ	0.81	51.4	13.8	0.5	2.4	1.2	—	—
温州ミカン	2.37	46.7	13.1	1.1	7.8	4.8	0.3	2.4
夏ミカン	1.49	74.7	12.1	0.5	1.6	1.9	—	—
ユズ	2.11	56.6	12.7	0.2	1.4	2.2	0.2	7.4
リンゴ（紅玉）	0.76	50.4	11.8	0.2	6.8	6.8	0.5	2.4
バナナパルプ	1.50	26.4	10.7	—	0.6	0.6	0.1	7.3
サクランボ	0.70	54.2	9.2	0.5	3.2	3.2	—	1.9
イチジク	1.45	51.4	11.6	—	2.1	2.1	—	1.2
カキ	0.66	39.5	13.9	0.4	3.3	3.3	1.1	3.7
ビワ	0.45	38.8	12.7	0.2	10.1	10.1	0.7	0.4

AUA：無水ウロン酸．他の略号は表1.1に同じ．

スが80％を占めていた．酸性ペクチン多糖類の50％以上がホモガラクツロナンとラムノガラクツロナンであった．キシログルカンとガラクトグルコマンナンは分子量が約260kDの中性ヘミセルロースであった．各画分の糖組成は表1.11のとおりであった．

表1.11 オリーブ細胞壁の溶解度画分の分子量と糖組成[55]

画　分	分子量 (kD)	糖　組　成　(%)							
		Rha	Fuc	Ara	Xyl	Man	Gal	Glc	GA	GlcA
水溶性	350	0.94	0	5.87	0	0.22	1.00	0.65	90.7	0
シュウ酸アンモニウム可溶性	360	4.89	0	18.2	0.35	0.13	3.11	1.33	71.6	0
ヘミセルロース	360	0	0	15.6	57.9	0.89	4.45	5.59	5.57	10.0

GA：ガラクツロン酸．GlcA：グルクロン酸．

このように，ペクチン質中にはアラビノースやガラクトースが比較的多く共存し，他にラムノース，グルコースなどが存在し，ガラクツロン酸以外のこのような中性糖の随伴は避けられない．したがって，天然物からのペクチンは複合多糖類として分離されるのが普通である．

なお，ペクチン質の構成糖組成についての既報の分析値を表1.12にまとめて示した．

参考文献

1) Meyer, L. H. : Food Chemistry, p.87, Modern Asia Ed. (1961)
2) Whistler, R.L.:Methods in Carbohydrate Chemistry, Vol.5, p.167, Academic Press (1965)
3) Aurand, L. W. and Woods, A. E. : Food Chemistry, p.85, AVI Publ. (1973)
4) Vauquelin, M. : *Ann. Chim.*, **5**, 92 (1790)
5) Braconnot, H. : *Ann. Chim. Phys. Ser.,* **2**, 28, 173 (1828)
6) Fremy, E. : *J. Prakt. Chem.,* **3**, 1 (1840)
7) Fremy, E. : *J. Pharm. Beley,* **26**, 368 (1840)
8) Baker, G.L., Joseph, G.H., Kertesz, Z.I., Mottern, H.H. and Olsen, A.G.: *Chem. Eng. News,* **22**, 105 (1944)
9) Be Miller, J.N.: Chemistry and function of pectins, ed. by Fishman, M.L. and Jen, J. J., pp.1-12, American Chemical Soc., Washington D. C. (1986)

表1.12 各種植物体のペクチン構成中性糖組成

品目		ペクチンの中性糖組成 (%)						文献
		Rha	Fuc	Ara	Xyl	Man	Gal	Glc	
イチゴ	WSP	0.8	—	2.35	4.41	3.14	15.1	29.0	McFeeters ら (1987)[87]
キュウリ		0.32	0.11	1.06	2.17	1.39	6.09	13.4	d'Amour ら (1993)[88]
〃		—	—	29.4	6.5	—	60.6	3.4	Garleb ら (1991)[89]
サクランボ	WSP	8.00	—	30.8	6.00	—	26.0	19	Batisse ら (1996)[23]
〃	CSP	9.55	—	56.6	7.19	—	16.6	9.55	〃
〃	HSP	11	—	68.0	3	—	12	6	〃
オリーブ	WSP	3	0.3	34	0.6	0.5	2	2	Jimenez ら (1994)[55]
〃	CSP	3	0.3	19	0.4	0.3	2	0.5	〃
パイナップル		—	—	3.5	4.0	0.9	2.4	2.2	Bartolome ら (1995)[25]
ビート		5.1	<0.1	3.1	0.1	<0.1	7.2	tr	Quemener ら (1990)[90]
かんきつ		1.4	<0.1	1.0	0.1	<0.1	2.2	tr	〃
リンゴ		2.1	<0.1	1.0	1.2	<0.1	2.5	3.5	〃
〃		—	—	73.2	8.5	—	17.8	1.7	Garleb ら (1991)[89]
セロリ		4.0	—	66.4	—	—	28.9	2.2	〃
グレープフルーツ		3.9	—	76.5	—	—	17.4	3.3	〃
ダイコン		7.0	—	50.0	—	—	33.9	9.2	〃
ビートパルプ		0.94	—	1.59	—	—	5.68	2.00	Phatak ら (1988)[65]
愛玉子	WSP	tr	—	0.9	tr	0.8	1.8	tr	Komae ら (1989)[91]
〃	CSP	9.6	—	16.4	2.1	1.1	19.2	0.6	〃
ネクタリン	WSP	1.2	0.9	17.5	6.2	4.3	14.7	9.1	Lurie ら (1994)[92]
〃	CSP	0.9	0.0	9.2	0.8	0.9	4.0	1.4	〃
ブドウ	WSP	10.0	—	41.2	5.6	—	40.9	1.4	Saulnier ら (1987)[93]
〃	HSP	32.3	—	37.8	2.2	—	23.2	3.2	〃

WSP：水溶性ペクチン，CSP：キレート可溶性ペクチン，HSP：塩酸可溶性ペクチン．

10) Keeton, W.T., Dabney, M.W. and Zollinhofer, R.E.: Laboratory Guide for Biological Science, p.4, W. W. Norton and Co. (1968)
11) 田宮信雄，八木達彦 訳：コーンスタンプ生化学，p.133, 東京化学同人 (1974)
12) Selvendran, R. R.: *Encycl. Hum. Biol.*, **3**, 35 (1991)
13) Northcote, D. H.: *Biol. Rev.*, **33**, 53 (1958)
14) Esau, K.: Anatomy of seed plants, pp 43 - 60, Jhon Wiley and Suns (1977)
15) Kertesz, Z. I.: The Pectic Substances, p.278, Interscience Publishers, New York, N. Y. (1951)
16) 左右田徳郎，江上不二夫：多糖類化学，p.250, 共立出版 (1955)
17) Dever, J. E., Bundurski Jr., R. S. and Kivilaan, A.: *Plant Physiol.*, **48**, 50 (1968)
18) Hoff, J. E. and Castro, M. D.: *J. Agric. Food Chem.*, **17**, 1328 (1969)
19) 菊池忠昭，石井茂孝，福島男児，横塚　保：農化，**45**, 228 (1971)

20) Burstrom, H. and Sallskap, K. F. : *Lund. Forsch.,* **28**, 53 (1958)
21) Odhnoff, C. : *Physiol. Plantarum,* **10**, 984 (1957)
22) Wllistler, R.L. and Smart, C.L. : Pectic Substance, in "Polysaccharide Chemistry", pp.164-197, Academic Press (1953)
23) Batisse, C., Buret, M. and Comlomb, P.J. : *J. Agric. Food Chem.,* **44**, 453 (1996)
24) Kays, S.J. : Postharvest physiology of perishable plant products, p.152, AVI Publ. (1991)
25) Bartolome, A.P. and Ruperez, P. : *J. Agric. Food Chem.,* **43**, 608 (1995)
26) Famuyiwa, O. O. and Ough, C. S. : *J. Agric. Food Chem.,* **38**, 966 (1990)
27) Jimenez, A., Guillen, R., Sanchez, C., Fernadez-Bolanos, J. and Heredia, A.: *J. Agric. Food Chem.,* **44**, 913 (1996)
28) Walter Jr., W. M. and Palma, C. S. : *J. Agric. Food Chem.,* **44**, 278 (1996)
29) Ohsumi, C. and Hayashi, T. : *Biosci. Biotech. Biochem.,* **58**, 959 (1994)
30) Stevens, B. J. T. and Selvendran, R. R. : *J. Sci. Food Agric.,* **31**, 1257 (1980)
31) Stolle-Smits, T., Beekhuizen, J.G., von Deek, G., Voragen, A.G. and Recourt, K. : *J. Agric. Food Chem.,* **43**, 2480 (1995)
32) Shibuya, N. *et al.*: *Cereal Chem.,* **62**, 252 (1985)
33) Hulme, A.C.: The Biochemistry of Fruits and Their Products, Vol.2, p.382, Academic Press (1971)
34) Chang, Y. S. and Smit, C. J. S. : *J. Food Sci.,* **38**, 646 (1973)
35) 三浦　洋，萩沼之孝，水田　昂：園学雑, **32**, 27 (1963)
36) 高野泰吉：園学雑, **35**, 43 (1966)
37) Reynaud, E. : *Annls Fasif. Frauds,* **45**, 11 (1952)
38) Hulme, A.C.: The Biochemistry of Fruits and Their Products, Vol.2, p.289, Academic Press (1971)
39) 三浦　洋，萩沼之孝，水田　昂：園学雑, **32**, 103 (1963)
40) Braddock, R.J., Crandall, P.G. and Kesterson, J.W.: *J. Food Sci.,* **41**, 1486 (1976)
41) 樽谷隆之，真部正敏：食品工誌, **10**, 316 (1963)
42) Kertesz, Z. I. : The Pectic Substance, pp.281-329, Interscience Publishers, New York, N. Y. (1951)
43) Barrett, A. J. and Northcote, D. H. : *Biocbem. J.,* **94**, 617 (1965)
44) Aspinall, G. O. and Fanshowe, R. S. : *J. Chem. Soc.,* **1961**, 4215.
45) Joslyn, M. A. : *Adv. Food Res.,* **11**, 1 (1962)
46) Henglein, F.A. : Handbuch der Pflanzenphysiologie, Vol.6, pp.407-478, Springer-Verlag, Berlin (1958)
47) Doner, L.W.: Chemistry and Function of Pectins, 13-21, *ACS Symp. Ser.,* **310**, 13 (1986)
48) Thibault, J. F. : *Phytochemistry,* **22**, 1567 (1983)

49) Michael-Eskin, N. A. : Biochemistry of Foods, p.122, Academic Press (1971)
50) Jarvis, M. C. : *Plant Cell Environ.*, **7**, 153 (1984)
51) De Vries, J.A., Rombouts, F.M., Voragen, A.G.J. and Pilnik, W. : *Carbohydr. Polymers*, **2**, 25 (1992)
52) 吉岡博人:生物と化学, **33**, 79 (1995)
53) 池田正五, 畑中千歳:昭和56年度農化大会講演集, p.498 (1981)
54) 松橋信平:博士論文「ペクチン質の構造解析法に関する研究」, pp.93-95 (1991)
55) Jimenez, A., Guillen, R., Fernandez-Bolanos, J. and Heredia, A. : *J. Food Sci.*, **59**, 1192 (1994)
56) Rombouts, F.M. and Thibault, J.F. : Chemistry and Function of Pectins, *ACS Symp. Ser.*, **310**, 49 (1986)
57) Fishman, M.L., Pfeffer, P.E., Barford, R.A. and Doner, L.W. : *J. Agric. Food Chem.*, **32**, 372 (1984)
58) Fry, S. C. : *Planta*, **157**, 111 (1983)
59) Scbweiger, R. G. : *J. Org. Chem.*, **29**, 2973 (1964)
60) Kobn, R. and Furda, I. : *Collection Czechosior Chem. Commun.*, **33**, 2217 (1968)
61) Deuel, H. and Stutz, E. : *Adv. Enzymol.*, **20**, 341 (1958)
62) Stein, E. R. and Brown, H. E. : *J. Agric. Food Chem.*, **23**, 526 (1975)
63) Knee, M. : *Phytochemistry*, **17**, 1257 (1978)
64) Ben - Shalom, N., Plat, D., Levi, A. and Pinto, P. : *Food Chemistry*, **45**, 243 (1992)
65) Phatak, L., Chang, K. C. and Brown, G. : *J. Food Sci.*, **53**, 830 (1988)
66) Saeed, A. R., El - Tinay, A. H. and Phattab, A. H. : *J. Food Sci.*, **40**, 205 (1975)
67) Srirangarajam, A. N. and Shrikhande, A. J. : *J. Food Sci.*, **42**, 279 (1977)
68) Michel, F., Thiboult, J.F., Mercier, C., Hertz, F. and Pouileande, F. : *J. Food Sci.*, **50**, 1499 (1985)
69) Owens, H. S., Lotzkar, H., Schultz, T. H. and MaClay, W.D. : *J. Amer. Chem. Soc.*, **68**, 1628 (1946)
70) Dahme, A. : *Rheol. Acta* (Suppl)., 426 (1988)
71) Bartolini, M. and Jen, J. J. : *J. Food Sci.*, **55**, 564 (1990)
72) Christensen, P. E. : *Food Res.*, **19**, 163 (1954)
73) 後藤明彦, 荒木忠治, 泉 嘉郎:食品工誌, **29**, 155 (1982)
74) Guichard, E., Issanchou, S., Descourvieres, A. and Etievant, P. : *J. Food Sci.*, **56**, 1621 (1991)
75) Da Silva, J. A. L., Goncalves, M. P. and Rao, M. A. : *J. Food Sci.*, **57**, 443 (1992)
76) Maria-Svanberg, S.J., Gustafsson, K.B.H., Sourtti, T. and Nyman, E.M.G-L. : *J. Agric. Food Chem.*, **43**, 2692 (1995)

77) Hedge, S. and Maness, N. O. : *J. Amer. Soc. Hort. Sci.,* **123**, 445(1998)
78) Chang, Y. S. and Smot, C. J. B. : *J. Food Sci.,* **38**, 646(1973)
79) von Mollendrof, L. J., de Villies, O. T., Jacobs, G. and Westraad, I. : *J. Amer. Soc. Hort. Sci.,* **118**, 77(1993)
80) El-Tinay, A. H., Saeed, A. R. and Bedri, M. F. : *J. Food Technol.,* **14**, 343(1979)
81) Jimenez, A., Guillen, R., Sanchez, C., Fernandez - Bolanos, J. and Heredia, A. : *J. Agric. Food Chem.,* **44**, 913(1996)
82) Chang, K. C., Dhurandhae, N., You, V. and Miyamoto, A. : *J. Food Sci.,* **59**, 1207(1994)
83) Aspinall, G. O., Craig, J. W. and Whyte, J. Z. : *Carbohydr. Res.,* **7**, 442(1968)
84) Abdel-Fattach, A. F. and Edress, M. : *J. Sci. Food Agric.,* **22**, 298(1971)
85) 川端晶子, 澤山　茂：栄養と食糧, **28**, 395(1975)
86) Aspinall, G.O. and Jiang, K. : *Carbohydr. Res.,* **38**, 247(1974)
87) McFeeters, R. F. and Lovdal, L. A. : *J. Food Sci.,* **52**, 996(1987)
88) d'Amour, J.D., Gosselin, C., Arul, J., Castaigne, F. and Willemot, C.: *J. Food Sci.,* **58**, 173(1993)
89) Garleb, K. A., Bourquin, I. D. and Fahey Jr., G. C. : *J. Food Sci.,* **56**, 423(1991)
90) Quemener, B. and Thibault, J-F. : *Carbohydr. Res.,* **206**, 277(1990)
91) Komae, K. and Misaki, A. : *Agric. Biol. Chem.,* **53**, 1237(1989)
92) Lurie, S., Levin, A., Greve, L. C. and Labavitch, J. M. : *Phytochemistry,* **36**, 11(1994)
93) Saulnier, L., Brillouet, J. M. and Joseleau, J. P. : *Food Hydrocolloids,* **1**(5/6), 537(1987)

第2章　ペクチン質の分析

1. 植物体から全ペクチン質の抽出

　ペクチンを植物体から抽出する場合，組織内で存在している状態で取り出すことは不可能である．抽出条件は，抽出されたペクチンの性質に大きく影響する．Joslyn (1962)[1] は抽出時に用いる各種溶媒とペクチンの変化について次のように述べている．アルカリによる解重合（分解）は脱エステルを伴い，脱エステルが1/80進むと，グリコシド結合の開裂を導く．弱酸の溶液中でも，高温では脱カルボキシルを起こし，熱70％エタノールで処理するとガラクツロン酸の脱カルボキシルが起こり，ことに熱シュウ酸塩で起こりやすい．沸騰脱イオン水で2時間加熱すると，1～3％の脱カルボキシルが起こり，70％エタノールでは同条件で1～2％，シュウ酸塩では3～8％である．

　全ペクチン質を植物体から抽出する方法は，酸（シュウ酸，塩酸，硝酸）による方法とキレート剤（シュウ酸アンモニウム，ヘキサメタリン酸ナトリウム，Na-EDTA）による方法の2種類に大別できる．

　前者は主にペクチン質を分離して食品加工のゼリー化剤として活用することを目的とした抽出法であり，後者は生組織から直接ではなく予めAIS (alcohol insoluble solid，アルコール不溶性固形物) を調製してから，ペクチンの性質を検討する場合の分析用試料の抽出に適用される場合が多い．したがって，前者は多量分取に適し，比較的操作が単純であるが得られたペクチン質が抽出・分離操作中にやや変化していることが多い．これに対して，後者は抽出条件が温和であり，ペクチンの変化が少ないが操作がやや煩雑である場合が多い．

1.1 酸抽出法

植物体の種類や部位によっても異なるが，ペクチン質を酸で抽出する場合に抽出条件が温和であると，ペクチン質の性質（分子量，エステル化度，ゼリー強度など）は優れているが，抽出効率（収率）は悪いので，両者のバランスを考慮しながら抽出条件を決定する必要がある．表2.1に示したように，一般にpH 1～2，温度80～100℃で，30～60分程度の抽出条件である．

表2.1 植物体からゼリー化剤としてのペクチン質の酸抽出法

抽出溶媒	抽出条件	対象植物	報告者
塩酸	pH 2.2, 95℃, 3分	オレンジ果皮	McCready (1965)[2]
塩酸	pH 2.0, 80℃, 60分	モモ	Chang ら (1973)[3]
塩酸	pH 2.6, ボイル, 30分	リンゴ	Doesburg (1957)[4]
塩酸	pH 1.6, 80℃, 45分	グレープフルーツ	Baigら (1982)[5]
塩酸	0.05N, 85℃, 1h	野菜	淵上, 岡本 (1984)[6]
塩酸	pH 1.0, 85℃, 1h	ビートパルプ	Michelら (1985)[7]
硝酸	1N, pH 1.8, 80℃, 1h	レモン	Braddock ら (1976)[8]
硝酸	pH 1.6, 95℃, 30分	ライム, レモン果皮	Rouse ら (1978)[9]

1.2 キレート剤抽出

一般に植物体のペクチン質は，カルシウムやマグネシウムのような多価カチオンと架橋結合して不溶性となっている形態のものが多いので，これらの金属塩を除去すると可溶化して抽出できることから，キレート化合物による抽出が採用される．古くからキレート剤としてはシュウ酸／シュウ酸アンモニウム水溶液，重合リン酸塩（ヘキサメタリン酸ナトリウムまたは食品添加物のカルゴン）やEDTA（エチレンジアミン四酢酸）などがある．

後述するように，ペクチンは抽出時の条件，ことに加熱温度と時間，pHによって変質を受けやすいので，できるだけ温和な条件が望ましく，その点において，キレート化合物は抽出条件が酸に比較して温和である．表2.2のように，一般に3種のキレート剤が用いられているが，現在のところ，ヘキサメタリン酸ナトリウムによる方法が最もペクチンの変化が少ないと考えられている．しかし，それぞれ一長一短があり，EDTAは酸性側ではキレート効果が少なく，ヘキサメタリン酸ナトリウムは試薬の分子量が大きく，

表 2.2 植物体からのペクチン質のキレート剤による抽出法

抽出溶媒	抽出条件	対象植物	報告者
シュウ酸アンモニウム	0.25%	スペイン産果実	Videl-Valverde ら (1982) [10]
シュウ酸アンモニウム	80℃	ナタネ種子	Aspinal ら (1974) [11]
シュウ酸アンモニウム	0.5%, 80℃	ヒマワリの花托	Sabir ら (1976) [12]
シュウ酸アンモニウム	0.75%	ブドウ	Robertson (1979) [13]
シュウ酸アンモニウム	0.5%, 90℃	トウモロコシの根	Dever ら (1968) [14]
シュウ酸アンモニウム	不明	グアバ	Dhingra ら (1984) [15]
ヘキサメタリン酸ナトリウム	2%, 90℃, 3.5h	アズキ	塩田ら (1982) [16]
ヘキサメタリン酸ナトリウム	0.3%, 90℃	一般	McCready (1970) [17]
ヘキサメタリン酸ナトリウム	0.5%, 90℃, 1h	ヒマワリの花托	Sabir ら (1976) [12]
ヘキサメタリン酸ナトリウム	0.3%, 90℃, 1h	一般	Owens ら (1952) [18]
ヘキサメタリン酸ナトリウム	0.5%, pH 5.5	野菜	淵上, 岡本 (1984) [6]
ヘキサメタリン酸ナトリウム	0.4%, 30℃, 2h	ジャガイモ, ヒシ	Loh ら (1982) [19]
0.5% EDTA	90℃, 1h	ビートパルプ	Phatak ら (1988) [20]
0.2% EDTA [a]	不明	モモ	Levi ら (1988) [21]
0.5M EDTA [b]	1℃, 12h	モモ成熟中	Hegde ら (1996) [22]

a) 0.2% EDTA を含む 0.1M tris buffer (pH 6.2)
b) 0.5M EDTA, pH 7 + 0.05% sodium azide.

しかもペクチン質とかなり強く結合していると考えられ, 透析によりペクチンから完全に除くには極めて長時間を要するなどの問題がある.

1.3　全ペクチン定量のための溶解・抽出法

全ペクチン定量用抽出液はできるだけ全てのペクチン質を含むように抽出する必要があり, 抽出された溶液中のペクチン質が本来の性質を損なっていても差し支えない. したがって, 抽出されたペクチン質は著しく変質を受けていて本来の性質を検討する試料には適さない.

1) 硫酸法による全炭水化物の溶解・抽出 [20]

72%硫酸 2～4mL を炭水化物 25～50mg (一定量) に加え, 50℃で, 10分放置する. その後, 蒸留水で 50倍に希釈し, 70℃で10分間加熱して溶解させる. 沪過後, 沪液を検液とする.

2) 塩酸法による全ペクチン質の抽出 [23]

AIS 200mg を 0.8M HCl (30mL) に分散し, 2時間還流する. 冷却後, 蒸留

水で50 mLとしてから沪過し，沪液を検液とする．

1.4 ペクチンの性質をできるだけ損なわない抽出法

植物体中のペクチン質の性質をできるだけ損なわない抽出法が検討されてきた．測定する項目により異なるが，そのうちの代表的な方法を紹介する．

1) ヘキサメタリン酸ナトリウムによる抽出

ペクチンの性状をできるだけ損なわないで抽出する方法である．McCready (1970)[17] は新鮮物300 gに2％ヘキサメタリン酸ナトリウム3L (1N HClでpH 2.5) を加え，90℃，3.5時間抽出（抽出時 pH 3.5～4.0) してペクチン溶液を得ている．

2) 粘度測定用ペクチンの抽出[19]

当該組織のペクチンの性質，特に粘度により分子量を算出する場合の試料調製には，下記のようにヘキサメタリン酸ナトリウムが用いられる．LohとBreene (1982)[19] は試料6.0 gに0.4％ヘキサメタリン酸ナトリウム (pH 3.5) 300 mL加えて，絶えず撹拌しながら30℃，2時間放置した後沪過して，その沪液をDowex-50 (H^+, 20/50 mesh) のイオン交換樹脂を通過させ，通過液にエタノールを加えて沈殿させ，沈殿物をアセトン洗浄し，減圧乾燥して得た重合リン酸可溶性ペクチンを0.4％ヘキサメタリン酸ナトリウム (pH 3.5) に加熱して溶かし，粘度測定に用いている．

2. ペクチンの定量

ペクチンの定量法は，大まかに比色法と滴定法に分けられる．他にも，重量法[24, 25]，コロイド法[26]，近赤外吸収スペクトル法[27] などがあるが，これらの定量法は一般に現在使われていない．

ペクチンの存在はかなり古くから知られていたものの，定量的分析法が考案されたのは後になってからである．ペクチンを定量的に求める方法と

して最初に考案され確立されたのは重量法である．すなわち，Carreと Hynes（1922）[24]が提唱した，いわゆるペクチン酸カルシウム（Ca-pectate）法で，ペクチン質を過剰のアルカリでケン化（脱メチル）してから酢酸酸性とした後，$CaCl_2$で沈殿させて秤量する方法である．

2.1 比色定量法

　上記の重量法が約30年間近く採用されたが，1947年Dische[28]はペクチンの構成成分であるヘキシロン酸（ガラクツロン酸）がカルバゾールと硫酸共存時に特異的な呈色を示すことを見出し，さらにこの改良法をDische（1950）[29]，McCombとMcCready（1952）[30]，DietzとRouse（1953）[31]などが検討し，カルバゾール法（比色法）として確立された．この方法はガラクツロン酸として10～70 μg/mLの範囲で微量のペクチンを定量できたので，ペクチンに関する研究が飛躍的に進展することになった．この方法は現在でも広く使われている．しかし，カルバゾール法は中性糖が共存すると発色を妨害し，そのために，特に遊離糖を予め完全に除去しておく必要がある．そこで，中性糖がかなり高濃度に共存していても，ウロン酸との発色にあまり影響しにくいm-ヒドロキシジフェニル法がBlumenkrantzとAsboe-Hansen（1973）[32]によって考案された．彼らは，ペクチンの定量法として古くから採用されていたオルシノール法および最も広く使われてきたカルバゾール法と比較してこの新法は，特異性が高く，同一ウロン酸濃度で吸光度が約3倍高い上に，発色は少なくとも12時間安定で，0.5～15μgが最適量であると述べている．この方法はペクチンの微量定量に，現在最も広く採用されているとみられる．

　一方，さらにScott（1979）[33]は発色剤として3,5-ジメチルフェノールを用い，中性糖による影響を2波長（450 nmと400 nm）の吸光度の差を求めることにより除去する方法を考案した．この方法の定量範囲はほぼカルバゾール法と同程度で，微量定量の面では前述のm-ヒドロキシジフェニル法よりも劣るが，中性糖の影響は事実上受けないので，真のガラクツロン酸含量を求めるときには便利である．AIS調製時に完全に遊離糖を除去しなくても定量に事実上影響がない[34,35]．最近この3,5-ジメチルフェノール法もかなり

多用されるようになった[20,36,37].

なお，King (1987)[23] は植物体からのペクチンの迅速抽出法に，この方法を一部改変して（加熱98℃，10分）適用している．

2.2 滴 定 法

比色法は基本的にはペクチンが全てガラクツロン酸から成るポリウロニドであると考え，このガラクツロン酸を分析する方法であるが，滴定法も遊離したカルボキシル基の数を滴定によって求める方法であり考え方は同じである．すなわち，調製したAISを塩酸酸性エタノールで処理してカルボキシル基に結合した塩（主にK）を遊離させて，遊離のカルボキシル基とする．これを適当な指示薬を使い，所定濃度のアルカリ溶液で滴定して，カルボキシル基の数を求め，ガラクツロン酸量を算出する．滴定後，エステル結合した$-COOCH_3$を過剰のアルカリ（NaOH）でケン化して$-COONa$とCH_3OHとし，消費したアルカリ量からエステル化したカルボキシル基の数を求める．両滴定数から計算により，AIS中のAUA（無水ウロン酸）含量とエステル化度を算出する．

以上の方法はDoesburg (1957)[4] により考案され，Saeedら (1975)[38] やGuichardら (1991)[39] も採用した．この方法は植物組織からペクチンを抽出・単離・精製することなしに，AUAとエステル化度を定量できる利点がある．測定後の試料中のペクチン質は，エステル結合はケン化されてカルボキシル基が遊離しているが，その他の変化はないので，一種の非破壊分析とみなすことができる．

Geeら (1958)[40] は種々の果実やビートパルプから調製したAIS中のAUA含量を滴定法とカルバゾール法で分析し，表2.3の結果を得ている．

表2.3 AIS中のAUA含量の滴定法とカルバゾール法の比較（%/AIS）[40]

分 析 法	分 析 試 料				
	アプリコット	チェリー	モ モ	スモモ	ビートパルプ
滴定法	26.6	28.5	23.7	21.6	18.2
カルバゾール法	24.9	29.3	22.3	23.3	20.9

WarrenとWoodman (1973)[41]は，無水メタノール中に塩化水素ガスを吹き込み，この溶液でペクチン質を全てメチルエステルとしてから滴定する方法を提唱し，ジャガイモ塊茎からのAIS中のAUA含量とエステル化度の測定に適用しているが，その他の適用例は見あたらない．

3. ペクチン質の分割

3.1 溶解度の差によるペクチン質の分割

一般に，ペクチン質を溶解度の差によって分割する場合には，水溶，キレート剤可溶，酸可溶およびアルカリ可溶性の4画分に分割することが多い．一例を示すと，AISまたは酸処理AISを100～200 mg秤量し，水，0.4％ヘキサメタリン酸ナトリウム，0.05N HClおよび4％ NaOHで抽出して，それぞれWSP (water soluble pectin)，CSP (chelator soluble pectin)，ASP (acid soluble pectin) およびNSP (non soluble pectin) の略号としている．抽出液をケン化し（アルカリ抽出液を除く），ケン化液を適宜希釈して，ペクチンの定量を行う．

なお，キレート剤としては上記0.4％ヘキサメタリン酸ナトリウム溶液 (90℃, 60分または85℃, 2時間) 以外に，0.25％シュウ酸 (pH 3.5, 75℃, 1時間) あるいは0.5％ EDTA (90℃, 1時間) 処理もある（表2.2参照）．

この溶解度の差によるペクチン質の分割方法のうち，キレート剤としてヘキサメタリン酸ナトリウムを用いた一例を以下に示す．

1) 試料AISまたは酸処理AIS；100～200 mg．
2) 試　薬
   ① 0.8％ヘキサメタリン酸ナトリウム溶液 (HMP溶液)
   ヘキサメタリン酸ナトリウム8 gを水に溶かして1Lとする．ヘキサメタリン酸ナトリウムの8％水溶液を10倍に薄めると便利である．
   ② 0.1N HCl
   ③ 8％ NaOH
3) 操　作

AIS 100 mgからの操作例を図2.1に示す．

3. ペクチン質の分割

表2.4 ペクチン質の溶解度による分割例一覧

分析試料	AUA (%)	画分構成 (%)				文献
		水溶性	キレート可溶	酸可溶	NaOH	
缶詰グアバ		50.4	9.1	0	40.3	El-Tinayら(1979)[42]
マンゴー	0.27%/FW	23	0	77	0	Saeedら(1975)[38]
オレンジ濃縮果汁	265mg/100g	7.9	51.5	0	40.7	Dietzら(1953)[43]
グレープフルーツ		29.9	62.7	0	7.4	〃
ブドウ	0.285mg/FW	21	8	71	0	Robertsonraら(1979)[44]
サクランボ(青)	497mg/AIS g	33.6	14.4	52.0	0	Batisseら(1994)[68]
サクランボ(熟)	466mg/AIS g	39.7	21.7	38.6	0	〃
リンゴ		37.1	13.1	49.8	0	Doesburgら(1957)[4]
和ナシ	0.1〜0.2%/FW	30〜60	5〜12	35〜50	0	三浦ら(1963)[45]
洋ナシ	0.7〜0.8%/FW	50〜60	10〜20	20〜40	0	〃
モモ(白)	0.62%/FW	58.0	3.2	38.7	0	Changら(1973)[3]
ウメ	0.77%/FW	16.0	8.0	76.0	0	三浦ら(1963)[45]
富有柿	0.518%/FW	69.5	9.7	0	20.8	伊藤・多田(1969)[46]
次郎柿	0.555%/FW	66.7	7.2	0	25.2	〃
するが柿	0.974%/FW	65.7	4.7	0	29.6	〃
御所柿	1.07%/FW	69.2	7.9	0	22.8	〃
ニンジン	627mg/100g	9.5	24.7	43.0	22.8	澤山ら(1984)[64]
カブ	555mg/100g	9.3	23.7	51.2	15.7	〃
ダイコン		43	36	12	11	真部(1980)[47]
ダイコン		19.2	48.3	32.5	0	Kasaiら(1997)[48]
ダイコン(す入り)	1.21%/FW	13	53	34	0	高野(1966)[49]
ビート	0.93%/FW	30.1	3.4	64.5	0	三浦ら(1963)[45]
タマネギ		23	14	63	0	真部(1991)[50]
トマト	22.6%/AIS	46.5	18.6	11.5	23.4	Steinら(1975)[63]
サツマイモ		50.4	19.5	30.1	0	Walterら(1993)[37]

表中の空白欄は記載なし．FW : fresh weight, AIS : alcohol insoluble solid.

3.2 ペクチンのイオン交換カラムクロマトグラフィー

ペクチンのカラムクロマトによる分離は，大まかに2種類に分けられる．その一つはペクチン質の極性を利用した弱イオン交換体（セルロース交換体）による分割であり，他は分子ふるいを利用したゲルクロマトによる分子量分割である．ここでは前者について述べる．

AISから溶解度差を利用してペクチンを分割した画分中には，ペクチンだけではなくそれぞれの溶媒に溶ける種々の物質が混入している．例えば，水溶性画分には水溶性ペクチンの他に水溶性多糖類や一部のタンパク質（ア

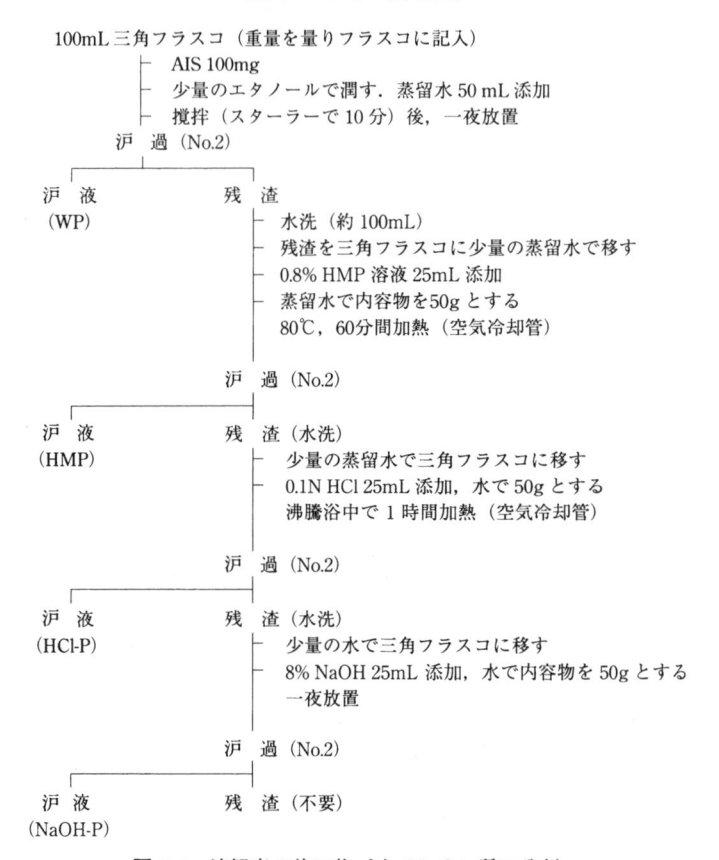

```
100mL三角フラスコ（重量を量りフラスコに記入）
├ AIS 100mg
├ 少量のエタノールで潤す．蒸留水50mL添加
├ 攪拌（スターラーで10分）後，一夜放置
濾過（No.2）
├─────────────┐
濾液           残渣
(WP)          ├ 水洗（約100mL）
              ├ 残渣を三角フラスコに少量の蒸留水で移す
              ├ 0.8% HMP溶液 25mL添加
              ├ 蒸留水で内容物を50gとする
              └ 80℃，60分間加熱（空気冷却管）
              濾過（No.2）
├─────────────┐
濾液           残渣（水洗）
(HMP)         ├ 少量の蒸留水で三角フラスコに移す
              ├ 0.1N HCl 25mL添加，水で50gとする
              └ 沸騰浴中で1時間加熱（空気冷却管）
              濾過（No.2）
├─────────────┐
濾液           残渣（水洗）
(HCl-P)       ├ 少量の水で三角フラスコに移す
              ├ 8% NaOH 25mL添加，水で内容物を50gとする
              └ 一夜放置
              濾過（No.2）
├─────────────┐
濾液           残渣（不要）
(NaOH-P)
```

図2.1 溶解度の差に基づくペクチン質の分割

各抽出液（NaOH抽出を除く）5mLに0.2N NaOH 5mLを加え，室温に30分間放置してケン化し，ケン化液を適宜希釈して，ペクチンの定量を行う．

ルコール処理でほとんど水溶性ではなくなっている）なども混入している可能性がある．したがって，真のペクチンを分離するにはこれらの物質と分離する必要がある．都合の良いことに，ペクチン質は分子中にカルボキシル基をもち，弱いながらも極性がある．しかも，このカルボキシル基は部分的にメチル基でエステル化されている．そのため，極性を利用した分離法が考案され，イオン交換体を用いて分割することが可能である．一般に，最もよく使用されているのは，DEAE-celluloseやDEAE-Sephacelのような

エチレンジアミン四酢酸（EDTA）のセルロース交換体である．これは弱イオン交換体でpH 2〜9の範囲で使用することができ，試料の分子量は低（＜10,000），高（＞10,000）共に適用できる．後者のSephacelはセルロースをビーズ状にしたもので，カラムの交換が容易で再現性がよい．実施例を以下に示す．

1) 実施例-1[16,51]
 ・カラム：DEAE-cellulose, 0.02M酢酸緩衝液(pH 6.0)で平衡にしておく．
 ・試　料：1％ペクチン水溶液0.5mL[51]，アズキペクチン多糖類100mg[16]
 ・溶　出：0.02M, 0.1M, 0.2M, 0.3M, 0.4M, 0.5M, 0.6M, 0.7M, 0.8Mの酢酸緩衝液（pH 6.0）および，0.1N NaOH
 ・分　取：5mL

2) 実施例-2[5]
 ・カラム：DEAE-cellulose（DE-52），0.025Mリン酸緩衝液（pH 6.0）で平衡にしておく．
 ・試　料：市販のペクチンとグレープフルーツアルベドペクチン溶液
 ・溶　出：0.025M, 0.05M, 0.1M, 0.25M, 0.50M, 1.0Mのリン酸緩衝液（pH 6.0）および，0.1N NaOH
 ・分　取：7.0mL

3) 実施例-3[52]
 ・カラム：Q-Sepharose，0.01Mリン酸緩衝液(pH 6.8)で平衡にしておく．
 ・試　料：愛玉子（あいぎょくし）を冷水，熱水およびシュウ酸アンモニウム（0.5％，121℃，1h）で抽出した液
 ・溶　出：水，0.3M, 0.5M NaCl溶液
 ・分　取：10.0mL

4) 実施例-4[53]
 ・カラム：DEAE-cellulose，0.01Mリン酸緩衝液（pH 6.2）で平衡にしておく．
 ・試　料：ニンジンの水溶性ペクチンとCa-pectate各20 mgをpH 6.2の1mMリン酸緩衝液（pH 6.2）で透析して得られた透析内液
 ・溶　出：① 1mMリン酸緩衝液150mL

② 0～0.8Mリン酸緩衝液300mL（gradient）
・分　取：10.0mL
5)　実施例-5[54]
・カラム：DEAE-Sephacel，3倍0.1N NaOHと0.1N HClで洗浄し，さらに緩衝液Ⅱで洗浄する．
・試　料：ペクチン30mgを緩衝液Ⅰに溶かし，この緩衝液を80mL流す．
・溶　出：Ⅰ：0.05Mリン酸緩衝液（pH 6.5）0.001M EDTAを含む．
　　　　　Ⅱ：0.5Mリン酸緩衝液（pH 6.5）0.001M EDTAを含む．
6)　実施例-6[56]
・カラム：DEAE-Sephacelを0.05M酢酸緩衝液（pH 4.8）で洗浄する．
・試　料：ニンジンのペクチン画分2mL（ガラクツロン酸として4mg）
・溶　出：酢酸緩衝液（pH 4.8）0.05→1M（90mL）gradient

4. 分子量の測定

4.1 粘度測定による平均分子量の求め方

1)　粘度計

オストワルド粘度計またはウベローデ粘度計（この粘度計の方が望ましい）を用いる．ウベローデ粘度計は粘度計内部で，溶液を取り出すことなく希釈することができる．

2)　試　料

①　溶　液

　1%ヘキサメタリン酸抽出液 pH 4.5[56,57]

　水溶性，キレート剤可溶性およびアルカリ可溶性画分[58]

　測定溶液中には一定濃度以上の塩類が必要である．

②　ペクチン濃度

　0.5, 0.25, 0.125, 0.0625g/100mLの5mLを供試する[56]．

3)　測定時の温度

20℃[56]，298 ± 10^{-2}K[58]

4)　測定方法

4. 分子量の測定

一定条件での水の落下時間および検液の落下時間を1/100秒まで測定する．落下時間の測定は，少なくても0.2〜0.3秒以内になるように反復して行う．この時，温度，測定粘度計の毛細管部分の汚れ，気泡などに注意し，使用後には必ず内部を十分洗浄し，エタノールを通しアスピレーターで液を完全に除いておく．

5) 粘度の種類と計算

① 相対粘度・η_r

水に対する相対粘度である．すなわち，水の落下時間t_0，検液の落下時間tとすると，

$\eta_r = t/t_0$

② 比粘度

相対粘度から1を引いた値である．すなわち，

$\eta_{sp} = \eta_r - 1$

③ 還元粘度

比粘度を試料濃度で除した値である．すなわち，

η_{sp}/C （Cは溶質の重量濃度でg/100mLがよく用いられる）

④ 固有粘度

試料（溶質）濃度を横軸に還元粘度を縦軸にプロットし，濃度0における還元粘度を外挿法で求める．すなわち，

$[\eta] = (\eta_{sp}/C)_{C \to 0}$

6) 分子量の計算式

Saeedらの式がよく用いられる．

分子量の算出に用いる計算式を表2.5に示す．

表2.5 粘度法によるペクチンの分子量算出に用いる計算式

報告者	計算式	試料	文献
Christensen	$[\eta] = KM$	ヘキサメタリン酸	56)
Bartoliniら	$[\eta] = 4.7 \times 10^{-5} M$	リンゴ搾汁粕	69)
Saeedら	$[\eta] = 1.4 \times 10^{-6} M^{1.34}$	マンゴー搾汁粕	38)
Changら	$[\eta] = 4.7 \times 10^{-5} M$	モモのペクチン	3)
Dahme	$[\eta] = 9.55 \times 10^{-2} M^{0.73}$	HMP	57)
Owensら	$[\eta] = 1.4 \times 10^{-6} M^{1.34}$		58)

4.2 ゲルクロマトグラフィーによる分子量の求め方

目的とする物質の分子の大きさに基づいて，分離することを目的とした分配クロマトグラフィーで，分子ふるいクロマトグラフィーとも呼ばれる．

ゲルクロマトグラフィーに多く用いられるゲルはデキストラン（Sephadex G），ポリアクリルアミド（Bio-Gel P）およびアガロース（Sepharose, Bio-Gel A）である．

最近，高速液体クロマトグラフ（HPLC）にも適応できるゲルが開発され，

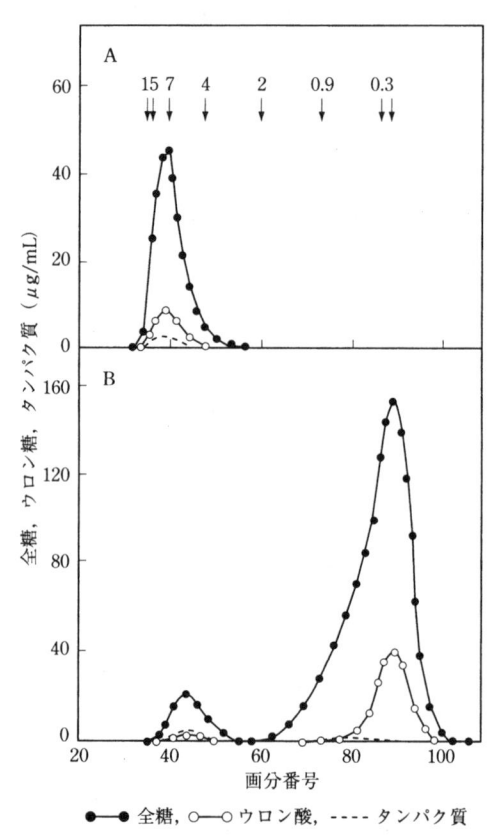

図 2.2 ダイコンの Sephadex G-100 クロマトグラム[59]

上段Aの上部にある矢印は分子量既知のデキストランを用いて求めた溶出位置で，矢印の上にある数字に10^4を乗じると分子量となる．

数種の分子量分割範囲の異なる充填剤を組み合わせて使用されている．

ペクチン質の分子量分布を調べた結果のクロマトグラム数例を図2.2〜2.5に示す．

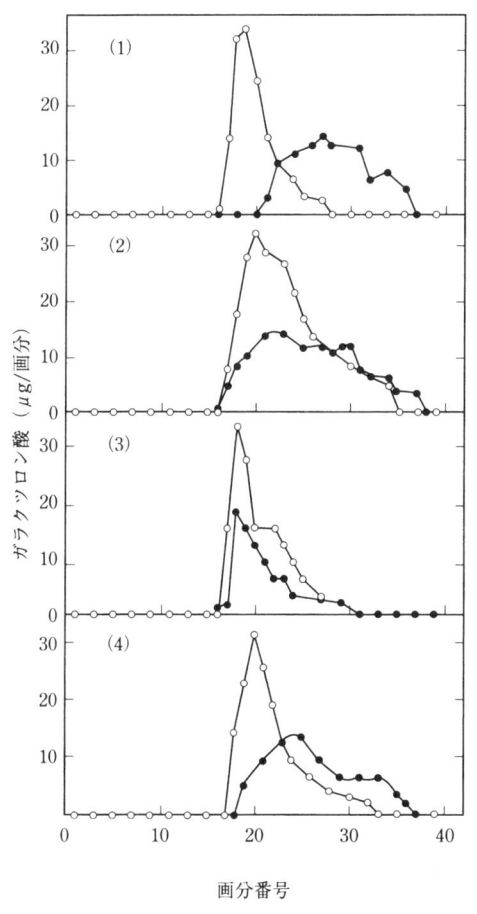

● 水溶性，○ EDTA 可溶性

図 2.3　ニンジンペクチンの Sephacryl S 300 ゲルクロマトグラム[60]
(1) 無処理，(2) ブランチング，(3) (2)＋脱水乾燥，(4) 脱水乾燥

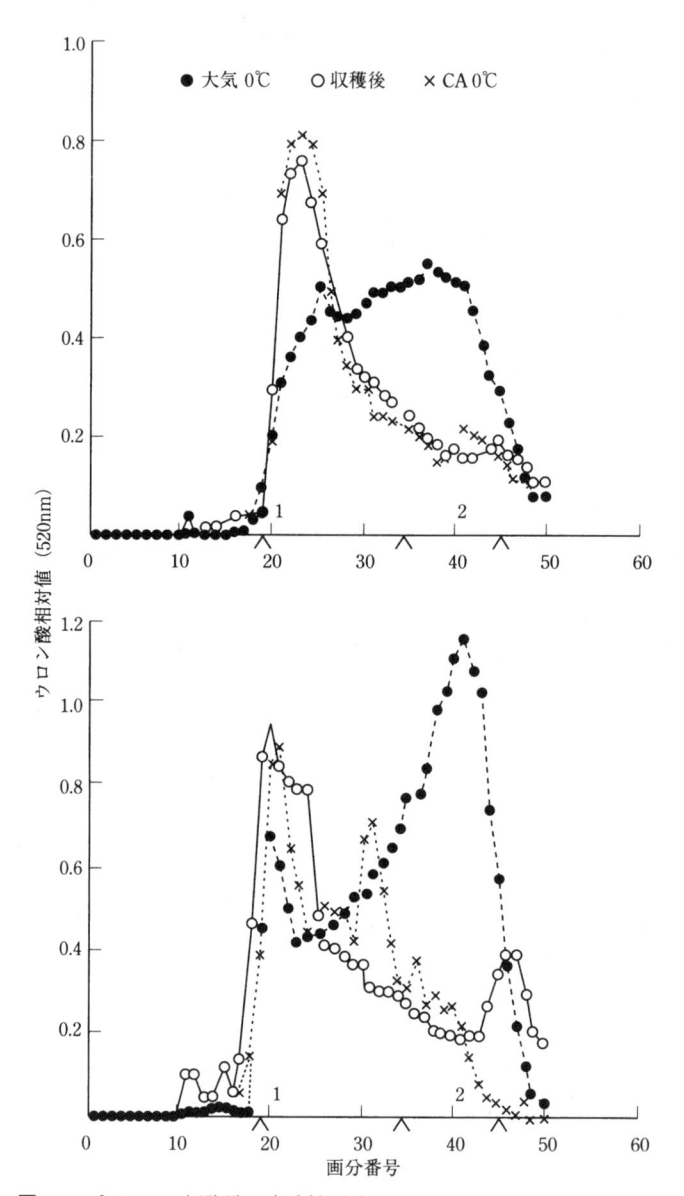

図 2.4 ネクタリン細胞壁の水溶性画分の QAE Sephadex クロマトグラム[61]

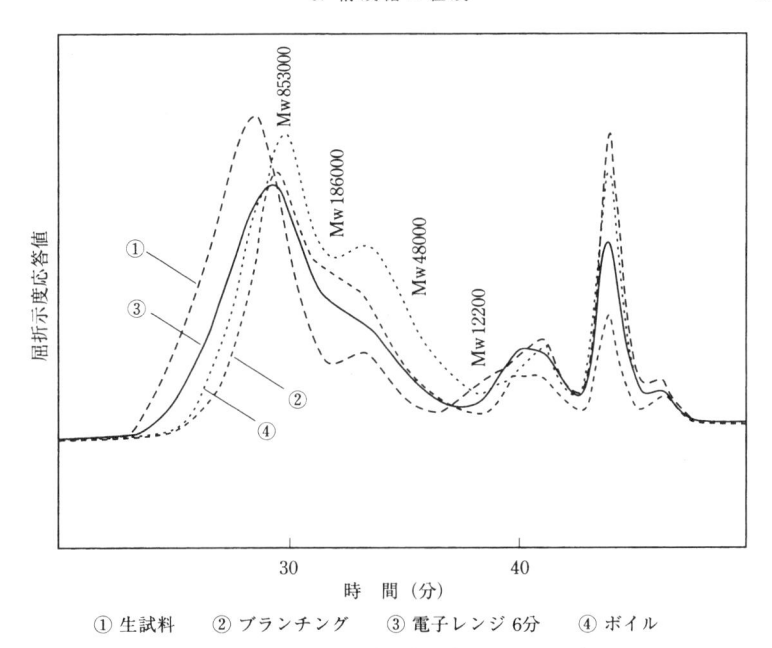

図 2.5 ニンジンの水溶性繊維の分子量分布

① 生試料　② ブランチング　③ 電子レンジ 6 分　④ ボイル

なお，他にペクチンのゲルクロマト例は表2.6に示すように多数報告されている．

5. 構成糖の組成 [70,71]

ペクチン質は細胞壁および中葉組織に含まれるので，それらを含む遊離の糖を除いた試料（一般にAIS）を調製した後，加水分解して構成する単糖類にする必要がある．

5.1 中性糖の加水分解

多糖類の構成糖を分析するには，まず，加水分解して単糖にする必要がある．加水分解の方法としては，酸による方法と酵素による方法がある．ここでは，細胞壁の構成糖分析の前処理としてよく用いられるトリフルオ

表2.6 ペクチンのゲルクロマトグラフィーによる分子量分布測定実施例

試　料	カラム充填剤	溶　出	文献
トマトペクチン 80μg	Sephadex G-200 0.9×30cm	蒸留水 5mL/h 分取 1.0mL	63)
ニンジン・カブペクチン 1%液 1mL	Sephadex G-200 2.7×40cm	0.1M NaCl 分取 5.0mL	64)
ビートパルプペクチン	Sephacryl S-300 2.6×96cm	0.1M リン酸緩衝液（pH 7.5） 14mL/h	20)
ニンジン WSP*10mg	Sephacryl S-300 1.6×90cm	tris 20mM，pH 6.2，EDTA 0.2%， NaCl 0.1N；20mL/h，3mL/画分	65)
アズキペクチン	Sepharose CL-6B 1.2×86cm	2% ヘキサメタリン酸ナトリウム	66)
かんきつペクチン 0.9mg/mL の 20μL	E-linear, μBondagel 30×0.39cm	0.08M リン酸緩衝液（pH 7.3） 0.5mL/min	67)
ニンジンの水溶性食物繊維 2mg/mL の 100μL	μHydrogel 2000，250，120 7.8×300mm	50mM 酢酸アンモニウム（pH 6.0） 0.5mL/min	62)
サクランボペクチン	Supelco TSK PWXL G2500，3000，4000	—	67)
酵素分解ペクチン	Bio-Gel TSK 60XL， 65XL	25mM リン酸緩衝液（pH 7.3） 1mL/min	69)

＊ WSP：水溶性ペクチン．

ロ酢酸（TFA）による加水分解法について述べる．

　　　試　料　10mg
　　　├─ 5mL容丸底アンプル
　　　├─ 2N TFA 1.0mLを入れ分散し，減圧密封
　　　├─ 121℃，2時間加熱
　　　├─ 減圧蒸留（TFAの除去）
　　　分解物

［注］
1) TFAは試料が均一に分散するようにする．"だま"になってはいけない．
2) 加熱はアルミブロックによる加熱が便利である．
分解物は適宜蒸留水で希釈し，一部について定量した後，次項に述べるように中性糖の誘導体にしてGLC分析する．

5.2　中性糖の糖アルコールアセテート誘導体の調製

最も一般的な揮発性誘導体は，a) 遊離糖のTMS誘導体，b) 糖アルコールのアセチル誘導体ならびにTFA誘導体である．a) は1種類の糖であっても数種類のアノマーの混合物となるのでクロマトグラムが複雑になる．b) では1位の炭素をアルコールに変えるために個々の糖1種類に1個のピークしか現れない．揮発性誘導体としては，アセチル誘導体，TFA誘導体がGLC用としてはよい．

1)　糖アルコールアセテート誘導体の調製

① 試　薬
- (a)　1 M アンモニア水

    濃アンモニア水 (28%) 12.5gを蒸留水で希釈して，100mLとする．
- (b)　myo-イノシトール (1.0mg/mL) 液

    myo-イノシトール 10.0mgを蒸留水に溶かして10mLとする．
- (c)　$NaBH_4$ 液

    $NaBH_4$ 10mg/1M アンモニア水 1mL (1%液) を調製する．
- (d)　酸性メタノール

    メタノール：酢酸＝9：1
- (e)　1-メチルイミダゾール
- (f)　標準液

    ラムノース，フコース，アラビノース，キシロース，マンノース，ガラクトース，グルコースの計7種類の糖を，それぞれ20.0mgずつとmyo-イノシトール20mgを精秤し，少量の蒸留水に溶かしてからメスフラスコで20mLに定容とする (各1mg/mLの糖液)．
- (g)　クロロホルム：特級試薬

② 操　作

　　単糖類　200 μL（糖として0.2mg前後）
　　├─ myo-イノシトール (113.mg/mL) 20μL
　　├─ $NaBH_4$ 液 500μL
　　├─ 室温60分
　　├─ 氷酢酸滴下，泡の消失するまで

```
    ├─ 酸性メタノール0.5mL添加，蒸発乾固2回
    ├─ メタノール0.25mL添加，蒸発乾固3回
糖アルコール（乾固）
    ├─ 1-メチルイミダゾール250μLを加え，直ちに無水酢酸200μL
混合，40℃，20分間放置
    ├─ 蒸留水4mL添加（小型ネジ瓶に移す），振とう
    ├─ クロロホルム400μL添加，十分振とう
    ├─ 水層を除き，クロロホルム層を数回水洗する
    ├─ 2～3mLの蒸留水を入れる
クロロホルム層1μLをGLC
```

[注]
1) 単糖類を含む試料での操作に先立って，標準糖液で誘導体を調製して，検量線を作成しておく．
2) 糖アルコールのアセテート誘導体はクロロホルムに溶かし，0℃に保存すると数か月間安定である．
3) 各糖は0.25～2.5μLがGLCには適量である．

5.3 ガスクロマトグラフィー（GLC）

1) 測定装置；ガスクロマトグラフ
2) カラム；J&W社のシリカキャピラリーカラム内径0.25mm，長さ30m，フィルム厚み0.25μm，DB-225
3) 設定温度；カラム210℃（定温），検出器および注入口温度250℃
4) キャリヤーガス；N_2（カラム流量）1.4mL/min，カラム流量＋メークアップ＝30mL/min
5) 燃焼ガス；水素＋空気
6) 検出器；FID
7) 分析試料；クロロホルム溶液1μL
8) 結　果
① 標準物質の結果例（糖の種類と保持時間min）

保持時間	10.98	11.52	14.07	17.34	31.89	34.81	38.22	41.34
糖の名称	Rha	Fuc	Ara	Xyl	Man	Gal	Glc	Ino

5. 構成糖の組成

② ガスクロマトグラム例

単糖類のガスクロマトグラムの一例を図2.6に示す．

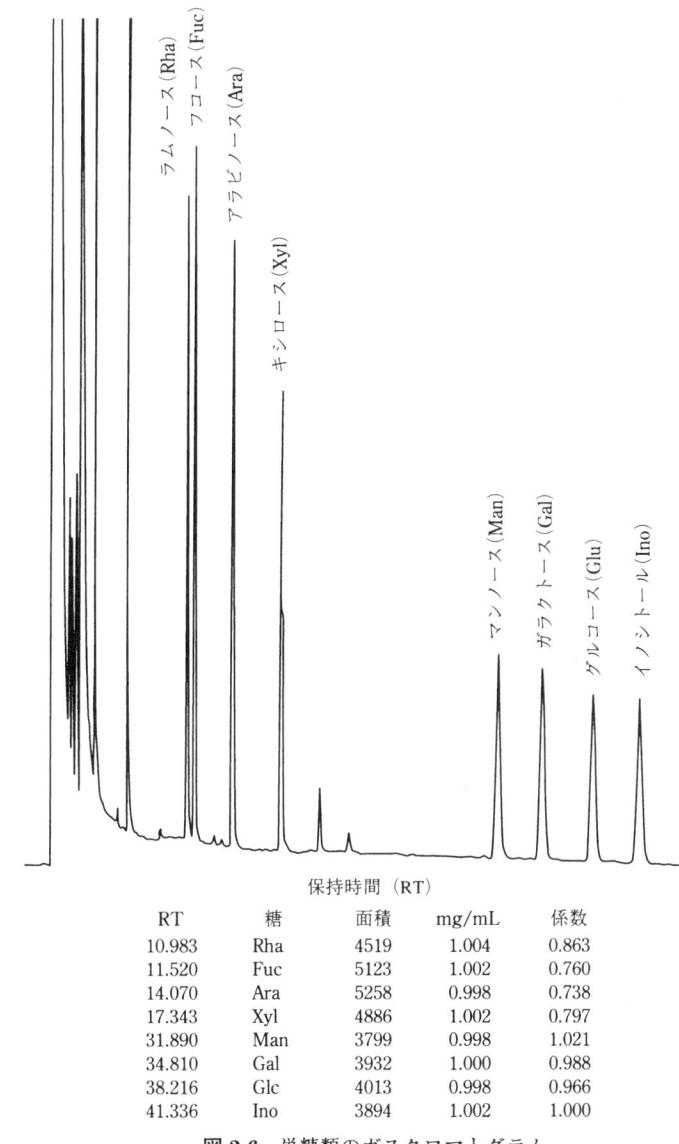

RT	糖	面積	mg/mL	係数
10.983	Rha	4519	1.004	0.863
11.520	Fuc	5123	1.002	0.760
14.070	Ara	5258	0.998	0.738
17.343	Xyl	4886	1.002	0.797
31.890	Man	3799	0.998	1.021
34.810	Gal	3932	1.000	0.988
38.216	Glc	4013	0.998	0.966
41.336	Ino	3894	1.002	1.000

図 2.6　単糖類のガスクロマトグラム

参考文献

1) Joslyn, M. A. : *Adv. Food Res.*, **11**, 1 (1962)
2) McCready, R.M.: Methods in Carbohydrate Chemistry, ed. by Whister, R.L., Vol.5, pp.167-170, Academic Press (1965)
3) Chang, Y. S. and Smit, C. J. B. : *J. Food Sci.*, **38**, 646 (1973)
4) Doesburg, J. J. : *J. Sci. Food Agric.*, **8**, 206 (1957)
5) Baig, M.M., Burgin, C.W. and Cerda, J.J. : *J. Agric. Food Chem.*, **30**, 768 (1982)
6) 淵上倫子, 岡本賢一 : 日本栄養・食糧学会誌, **37** (1), 57 (1984)
7) Michel, F., Thibault, J., Mercier, C., Heitz, F. and Pouillaude, F.: *J. Food Sci.*, **50**, 1499 (1985)
8) Braddock, R.J., Crandall, P.G. and Kesterson, J.W.: *J. Food Sci.*, **41**, 1486 (1976)
9) Rouse, A. H. and Crandall, P. G. : *J. Food Sci.*, **43**, 72 (1978)
10) Vidal-Valverde, C., Blanco, I. and Rojas-Hidalgo, E. : *J. Agric. Food Chem.*, **30**, 832 (1982)
11) Aspinal, G. O. and Jiang, K-S. : *Carbohydr. Res.*, **38**, 247 (1974)
12) Sabir, M.A., Sosulski, F.W. and Campbell, S.J.: *J. Agric. Food Chem.*, **24**, 348 (1976)
13) Robertson, G.L.: *Amer. J. Enol. Vitic.*, **30**, 182 (1979)
14) Dever Jr., J.E., Bandurski, R.S. and Kivilaan, A. : *Plant Physiol.*, **43**, 50 (1968)
15) Dhingra, M.K. and Gupta, O.P.: *J. Food Sci. Technol.*, **21** (5/6), 173 (1984)
16) 塩田芳之, 松浦 康, 畑中千歳 : 日食工誌, **29**, 712 (1982)
17) McCready, R.M.: Pectin, in "Methods in Food Analysis", 2nd Ed., ed. by Joslyn, M. A., pp.565-599, Academic Press (1970)
18) Owens, H.S., McCready, R.M. *et al.* : *AIC.*, June, 140 (1952)
19) Loh, J. and Breene, W. M. : *J. Texture Stud.*, **13**, 381 (1982)
20) Phatak, L., Chang, K. C. and Brown, G. : *J. Food Sci.*, **53**, 830 (1988)
21) Levi, A., Ben-Shalom, N., Plat, D. and Reid, D.S.: *J. Food Sci.*, **53**, 1187 (1988)
22) Hedge, S. and Maness, N.O. : *J. Amer. Soc. Hort. Sci.*, **121**, 1162 (1996)
23) King, K. : *Food Chem.*, **26**, 109 (1987)
24) Carre, M. H. and Hynes, D.: *Biochem. J.*, **16**, 60 (1922)
25) Emmett, A.M. and Crre, M.H.: *Biochem. J.*, **20**, 6 (1926)
26) Okimasu, S. : *Bull. Agric. Chem. Soc. Japan*, **20**, 29 (1956)
27) Haas, U. and Jager, M.: *J. Food Sci.*, **51**, 1087 (1986)
28) Dische, Z.: *J. Biol. Chem.*, **167**, 189 (1947)
29) Dische, Z.: *J. Biol. Chem.*, **183**, 489 (1950)
30) McComb, E.A. and McCready, R.M. : *Anal. Chem.*, **24**, 1630 (1952)

参 考 文 献

31) Dietz, J.H. and Rouse, A.H.: *Food Res.*, **18**, 169 (1953)
32) Blumenkrantz, N. and Asboe-Hansen, G.: *Anal. Biochem.*, **5**, 484 (1973)
33) Scott, R.W.: *Anal. Chem.*, **51**, 936 (1979)
34) 真部孝明：広島県立大学紀要, **5** (1/2), 141 (1993)
35) 真部孝明： *New Food Industry*, **37** (12), 54 (1995)
36) McFeeters, R.F.: *J. Food Sci.*, **57**, 937 (1992)
37) Walter Jr., W.M., Fleming, H.P. and McFeeters, R.F.: *J. Food Sci.*, **58**, 813 (1993)
38) Saeed, A.R., El-Tinay, A.H. and Khattab, A.H.: *J. Food Sci.*, **40**, 205 (1975)
39) Guichard, E., Issanchou, S., Descourvieres, A. and Etievant, R.: *J. Food Sci.*, **56**, 1621 (1991)
40) Gee, M., McComb, E.A. and McCready, R.M.: *Food Res.*, **23**, 72 (1958)
41) Warren, D.S. and Woodman, J.S.: *J. Sci. Food Agric.*, **24**, 769 (1973)
42) El-Tinay, A.H., Saeed, A.R. and Bedri, M.F.: *Food Technol.*, **14**, 343 (1979)
43) Dietz, J.H. and Rouse, A.H.: *Food Res.*, **18**, 169 (1953)
44) Robertson, J.A., Eastwood, M.A. and Yeoman, M.M.: *J. Sci. Food Agric.*, **30**, 388 (1979)
45) 三浦 洋, 萩沼之孝, 水田 昂：園学雑, **32**, 27 (1963)
46) 伊藤三郎, 多田隆二：園芸試験場興津支場試験研究年報（果樹及び加工編）, 63 (1969)
47) 真部孝明：日食工誌, **27**, 234 (1980)
48) Kasai, M. Okamoto, N., Hatae, K. and Shimada, A.: *J. Agric. Food Chem.*, **45**, 599 (1997)
49) 高野泰吉：園雑学, **35**, 43 (1966)
50) 真部孝明：広島県立大学紀要, **2** (2), 137 (1991)
51) 畑中千歳, 小沢潤二郎：農化, **42**, 645 (1968)
52) Momae, K. and Misaki, A.: *Agric. Biol. Chem.*, **53**, 1237 (1989)
53) Ben-Shalom, N., Reid, D. and Goldschmidt, E.E.: *J. Agric. Food Chem.*, **36**, 362 (1988)
54) Anger, H. and Dongowski, G.: *Die Nahrung*, **28**, 199 (1984)
55) Massiot, P., Rouau, X. and Thibault, J.: *Carbohydr. Res.*, **172**, 229 (1988)
56) Christensen, E.: *Food Res.*, **19** (2), 163 (1954)
57) Dahme, A.: *Rheol. Acta* (Suppl)., 426 (1988)
58) Owens, H.S., Lotzkar, H., Schultz, T.H. and McClay, W.D.: *J. Amer. Chem. Soc.*, **68**, 1628 (1946)
59) Tsumuraya, Y., Mochizuki, N., Hashimoto, Y. and Kovac, P.: *J. Biol. Chem.*, **265**, 7207 (1990)
60) Ben-Shalom, N., Plat, D., Levi, A. and Pinto, P.: *Food Chem.*, **45**, 243 (1992)

61) Lurie, S., Levin, A., Greve, L.C. and Labavitch, J.M.: *Phytochemistry*, **36**, 11 (1994)
62) Maria-Svanberg, S.J., Gustafsson, K.B.H., Suortti, T. and Nyman, E.M.G-L.: *J. Agric. Food Chem.*, **43**, 2692 (1995)
63) Stein, E.R. and Brown, H.E.: *J. Agric. Food Chem.*, **23**, 526 (1975)
64) 澤山　茂, 内村佳子, 川端晶子：家政学雑誌, **35**, 242 (1984)
65) Ben-Shalom, N., Plat, D., Levi, A. and Pinto, P.: *Food Chem.*, **44**, 251 (1992)
66) 塩田芳之, 松浦　康, 畑中千歳：日食工誌, **38**, 94 (1991)
67) Fishman, M.L., Pfeffer, P.E., Barford, R.A. and Doner, L.W.: *J. Agric. Food Chem.*, **32**, 372 (1984)
68) Batisse, C., Fls-Lycaon, B. and Buret, M.: *J. Food Sci.*, **59**, 389 (1994)
69) Bartolini, M. and Jen, J.: *J. Food Sci.*, **55**, 564 (1990)
70) Baig, M.M., Burgin, C.W. and Cerda, J.J.: *J. Agric. Food Chem.*, **30**, 768 (1982)
71) Jones, T.M. and Albersheim, P.: *Plant Physiol.*, **49**, 92 (1972)

第3章 ペクチン酵素

ペクチンに作用する酵素(ペクチナーゼ, pectinase)は大きく2種類に分類できる.ペクチン分子主鎖のα-1,4結合を分解するペクチンデポリメラーゼ(pectin depolymerase)と,ペクチンを構成しているガラクツロン酸のカルボキシル基に結合しているメチルエステル基を遊離するペクチンメチルエステラーゼ(ペクチンエステラーゼ, pectinesterase;PE)である.

ペクチナーゼ ┬ ペクチンデポリメラーゼ;主鎖のα-1,4 ガラクツロニド結合の加水分解
　　　　　　 └ ペクチンエステラーゼ(PE);メチルエステル結合の加水分解

前者はさらにエンド型とエキソ型に分けられ,エンド型は分子内部を無作為に切断し速やかに低分子化させる(液化型,粘度低下が速やか)のに対して,エキソ型は非還元性末端から1個ずつ分離するので還元性は増加するが低分子化する速度は遅い(糖化型,速やかなペクチンの低分子化は起こらず,果汁の清澄化にほとんど効果なし).

また,ペクチンデポリメラーゼは基質特異性と分解形式から表3.1のように分けられる.

表3.1 ペクチンデポリメラーゼの分類

作用基質	加水分解酵素	脱離酵素(リアーゼ)
ペクチン	ポリガラクツロナーゼ(PMG) 1. endo-PMG 2. exo-PMG	ペクチンリアーゼ(PL) 1. endo-PL 2. exo-PL
ペクチン酸	ポリガラクツロナーゼ(PG) 1. endo-PG 2. exo-PG	ペクトリアーゼ(PAL) 1. endo-PAL* 2. exo-PAL

* endo-PALは細菌や放線菌が生産する酵素であり,作用pHが8~9にある.

果汁の清澄化に有効な酵素はendo-PLとendo-PGの2種類である．なお，果汁中のペクチンはかなりエステル化度が高いので，endo-PGとPEの共同作用が必要である．

加水分解酵素と脱離酵素の作用を模式的に示すと，次のようになる．

［加水分解酵素］

$$\text{ペクチン} \xrightarrow{PE} \text{ペクチン酸} \xrightarrow{PG} \text{低分子ポリガラクツロン酸}$$

2段階で遊離のカルボキシル基をもつ分解物を生じる．

［脱離酵素］

$$\text{ペクチン} \xrightarrow{PL} \text{エステル化ポリガラクツロン酸}$$

1段階で分解し，メチルエステルの産物ができる．

ペクチンエステラーゼはメタノールを遊離して，遊離のカルボキシル基を生成するのみで低分子化には無関係である．

なお，最近プロトペクチナーゼ（PPase）についての報告が見られる．中村ら（1995）[1]は微生物培養沪液を用いて，ジャガイモ，ニンジン，シュンギク，ショウガ，ホウレンソウなど種々の植物体組織のPPaseによる崩壊状態を調べ，PPaseは微生物の起源によって作用が異なると述べている．

1. ペクチンエステラーゼ（PE）

植物体のPEはほとんどの場合，ポリウロニドのメチルエステルに完全に特異的である．PEは遊離のカルボキシル基の隣のエステル基のみに作用する．あらゆる果実のPEは至適pHが7～8にある．一方，微生物のPEはカビに由来するものが大半で，至適pHは4～5である．植物体の種類によりPEの至適温度は異なり，かんきつは65℃，リンゴは55℃，トマトは80℃であることが知られているが，一般にPEは耐熱性である．

PEは一価および二価の金属イオンにより低温で賦活（ふかつ）され，アスコルビン酸やサルファイトも活性化剤である．

高等植物のPEはヨウ素，ホルムアルデヒド，シアニドや塩化第二水銀などの化学薬品に極めて抵抗性があるし，EDTAにも影響を受けない．しかし，

ポリフェノールによって不活性化される[2]．

　PEは植物組織とかなり強く結びついているので，抽出に際しては比較的高濃度の塩類溶液を用いる必要がある．McDonellら（1945）[3]は，かんきつアルベドとフラベドのPEを抽出する場合，pH 8.0，NaCl 0.25Mの条件が最適で，塩が存在しないと抽出量は1/4となる．また，この酵素はケイソウ土によく吸着され，希電解質溶液で溶出されると述べている．

　Van Burenら(1962)[4]によると，サヤエンドウのPEは至適pH 8.2で，NaClおよび$CaCl_2$で活性が増し，pHが低くなるほど熱に不安定になると指摘している．また，酵素の熱変性を保護する物質がサヤの中に存在し，耐熱性PEは70℃，5分間処理で50〜80％残存し，80℃，5分での残存は0〜20％であった．

　PE活性は，植物体の部位や生育段階で異なる．Collins（1970）[5]によると，ササゲのPEは，食塩濃度0.25M，pH 7.5〜8.5，温度50〜60℃が至適条件で，65℃になると一部失活し，未熟な段階では高く，完熟時の約2.5倍で，凍結貯蔵すると活性が増し，この傾向は熟度の進んだものほど大であったと報告している．

　バナナのPE活性は果実の軟化と共に増加し[6]，アボカドでは成熟中に減少し，貯蔵中にも減少する[7]．一方，キウイフルーツのPE活性[8]は追熟すると上昇し，15日目に最大に達した．このPEは至適pH 7.5，至適温度は50〜60℃で，Cu^{2+}，Al^{3+}，Co^{2+}でわずかに活性が上昇し，Fe^{2+}で阻害され，インゲンマメのPEは至適pH 8.2で，食塩や塩化カルシウムのような塩で活性が高くなり，低pHになると熱失活しやすいが，サヤのままでは熱失活が起こりにくいとVan Burenら（1962）[4]は報告している．

　リンゴにはPE[9]が2形態存在している．いずれも至適pHは6.5〜7.5で40℃では安定であるが，90℃では1分間で失活した．

　Alansoら（1996）[10]は，スイートチェリーに存在する4種類のPE異性体（isomer）を精製して性質を調べた．その結果，塩基型（I），中性型（II）および2個の酸性型（III，IV）に分類でき，測定法によって異なるが，I型の分子量は30,000前後で，II，IIIおよびIVの3型はいずれも同じ分子量で約50,000であった．また，これら異性体は至適pHと熱安定性が異なり，IIと

IVが最も熱に安定であったが，4種いずれもCaとNaイオンで活性化し，ガラクツロン酸で不活性化した．

Loatsら(1997)[11]は緑豆(リョクトウ)の殺菌後のテクスチャーにPEが関係していると考え，サヤからPEを部分精製した．PE-1は分子量45 kD，PE-2は29 kDであった．両者とも2個の異性体を含み，それぞれpH 8.4と9.8およびpH 10.5と＞11の等電点をもっていた．PE-2の方がPE-1よりも熱に不安定であった．

Snirら(1995)[12]はグレープフルーツのパルプ抽出液を分子量30,000のポリスルホン限外沪過（UF）膜に通した．PEが膜を浸透する至適条件はpH 6.0の場合には0.15M NaCl，pH 3.8の場合には0.4M NaClであった．この結果から，PEは水溶性ペクチンと結合して，UF膜にとどまると思われた．カチオンを加えたり，pHを高めるとPEのペクチンへの電気的結合を緩くして，酵素がUF膜を通過しうるようになるとみられる．

一方，キウイフルーツにはPEを阻害するPEI（pectinesterase inhibitor）が存在していて，この阻害物質は水溶性の糖タンパク質で熱に不安定であると報告されている[13]．このキウイフルーツのPEIを用いて，果汁の安定化を行った例も見られる[14]．

1.1 活性の表示法

種々の表わし方が提唱されているが，酵素材料が乾物1g当り1分間に加水分解するエステルのミリ当量（meq）あるいはマイクロ当量（μeq）が多く用いられている．

McDonell (1945)[3]やMcColloch (1952)[15]は，酵素1g当り1分間に加水分解するエステルのミリ当量と定義したが，Van Burenら(1962)[4]が「乾物1gが1分間にメチルエステルを加水分解して，1 μeqの酸（-COOH）を生成する量を1単位（1PEu）とする」と定義してから，現在もこの方法が採用されている．

（一般的なPE活性の求め方）
① 酵素液a mL中に含まれる生試料量gを求める．
② 試料水分含量から，乾物重Aを求める．

$A=$ 生試料(g)×([100－水分(%)]/100)g

③ 0.02N NaOH 1mLは20μeqに相当する．

④ 15分後の滴定数がtmLであったとすると次式で求められる．

[PEu]$= t × 20 ×(1/15)× 1/$(酵素液中の乾物重g)

反応によって生じた酸（カルボキシル基）をアルカリ（NaOH）で滴定する．

① 1μeqの酸に相当するNaOHは40μgすなわち，0.01N NaOH 0.10mL,

② 1meqの酸に相当するNaOHは40mgすなわち，0.1N NaOH 10mLとなる．

実際には，pHスタットで0.02N NaOHを用いて滴定する．0.02N NaOH 1mLは上記①から，濃度が2倍，容量が10倍であるから，20μeqとなる．

1.2 測定例

（アスパラガスのPEu）

水分90.0％のアスパラガス組織10gに酢酸緩衝液10mLを加えて海砂と共に磨砕し，この沪液2mLを用いて活性を測定した．測定の結果，15分後の0.02N NaOHの滴定数が1.20mLであったとする．

酵素液2mL中の原料乾物相当量は $(10×0.1)×(2/20)=0.1$g

滴定に消費した0.02N NaOH 1.20mLは0.01N NaOHに換算すると2.4mLすなわち，24μeqとなる．1分では1/15となり，乾物1g当りでは0.10で除すればよい．

$(24μeq/15min)÷0.10=16$となり，この酵素はPEuが16である．

計算式に代入すると次のようになる．

PEu(μeq)$=$ 0.02N NaOH mL $× F × 20$μeq

$$× \frac{1}{試料(g)×([100－水分(\%)]/100)×(検液/全量)} × \frac{1}{時間(min)}$$

$$=1.2×1.00×20\frac{1}{10×0.1×0.1}×\frac{1}{15}=16 \text{PEu}$$

ここにFは0.02N NaOHの力価を示す係数である．

2. ポリガラクツロナーゼ(PG)[17-19]

ペクチンを加水分解すると,粘度が低下し,かつ,生成したガラクツロン酸のために還元力が増加する.したがって,PG活性測定には,粘度測定と還元力測定の両者があるが,エンド型PGはペクチン分子を中央から無作為に分解するため粘度が速やかに低下するので,粘度法で測定する.一方,エキソ型は非還元性末端から1個ずつガラクツロン酸を遊離させるため,粘度低下はほとんど起こらないので,還元力の増加を測定する.

PGは透明果汁製造には不可欠で,微生物培養によって得られた酵素剤が市販されて,工業的に古くから使用されている.

PGは植物体にも存在しているが,一般にPEのように果汁加工において問題にならないために余り研究は多くない.しかし,エンド型PGのように急激にペクチンの分子量を低下させる作用をもつ酵素は植物組織の軟化に強く関係しているので,成熟や貯蔵に伴う果実の軟化のみならず,加熱処理に伴う軟化を抑制する予備加熱処理中の作用も考慮する必要があろう.

前述のように,果汁工業ではもっぱら微生物からのPGが用いられるので,果実内のPGはほとんど取り上げられない.しかし,かんきつ果実にPGが存在しないわけではない.Riov(1975)[16]はシャモーテオレンジ,バレンシアオレンジ,グレープフルーツおよびレモンの各部位のPG活性を測定している.活性は微弱であるが,PG阻害物の存在は認められなかった.

表3.2 かんきつ果実中のPG活性 (unit/g FW)[16]

品　　種	フラベド	アルベド	パルプ
Shamouti orange	1.23	0.69	0.41
Valencia orange	1.55	0.85	0.23
Grapefruit	1.70	1.85	0.34
Lemon	1.26	0.52	0.15

2.1 試料調製

微生物の培養液では,沪液をそのままか,適当に薄めて用いる.植物組織では圧搾汁または水抽出液を用いる.なお,中性付近では不安定な酵素

液（例えばカビ）では，安定な領域のpHにしてから保存する．高等植物の活性は微弱な場合が多い．

2.2 測定法
1) 還元力測定法（Willstätter-Schudel 法）

exo-PG（PMG）によって生成した還元力を測定し，酵素の力価を求める．糖化型であるので速やかな低分子化は起こらない．

（試　薬）
- 0.5％ペクチン酸のpH 4.0，0.1M酢酸緩衝液．
- 0.1Nヨウ素溶液．
  KI 20gにヨウ素12.7gを加え，水に溶かして全容を1Lとする．
- 1M Na_2CO_3
- 2M H_2SO_4
- 0.05Nチオ硫酸ナトリウム．

  チオ硫酸ナトリウム1.25 gにNa_2CO_3 10 mgを加え，蒸留水で100 mLとする．

（操　作）
a) 反応液；0.5％ペクチン酸溶液49mL ┐
　　　　　酵素液　　　　　　　　1mL ┘ 25℃，30分

b) 測　定

　共栓試験管
　├─ 反応液5mL
　├─ 1M Na_2CO_3 0.9mL
　├─ 0.1Nヨウ素液5mL 20分放置
　├─ 2M H_2SO_4 2mL

　0.05Nチオ硫酸ナトリウムで滴定（滴定数 a mL）

　酵素の代わりに水を加えて操作した値を b mLとする．

c) 計　算

$$PGu(g,\ mL,\ P\text{-}N\,mg) = \frac{(b-a) \times F \times 0.513 \times 0.05}{30} \times \frac{1}{g}$$

F；0.05N チオ硫酸ナトリウムの力価 (factor).

ただし，ヨウ素1meqは0.513meqのアルドースに相当する．PGuは1分間に生成するアルドースのmeqを酵素のg，mLあるいはタンパク態Nのmg当りの単位で表わす．

2) 粘度測定法

植物組織のテクスチャーや果汁製造などと直接関係のあるペクチン関連酵素としては，ペクチン質の分子の低下をもたらすPG作用が主体であるので，粘度測定が一般に採用されている．また，還元糖の定量よりも測定感度が高い．

(試　薬)

 a)　基質溶液

  0.5〜1.0％ペクチンまたはペクチン酸溶液（pH 4.0酢酸緩衝液）

  0.5％の場合

   0.5gペクチン
    ― EtOH 数滴
    ― 少しずつ水
    ― 水で約40mL
    ― 0.1N以下のアルカリでpHを約5とし，温めて溶かす．
    ― 全体を50mL
    ― 0.2M酢酸緩衝液（pH 4.0）50mL
  全体100mL

 b)　酵素液（省略）

(操　作)

オストワルド粘度計で一定温度（20℃）における粘度（秒数）を測定し，分解比を求める．粘度計の管内で反応させて，一定時間ごとに粘度を測定してもよい．

(計　算)

$$\text{分解比} = \frac{T - T_s}{T - T_w} \times 100$$

ただし，T ; 反応開始前の秒数
T_w ; 蒸留水の秒数
T_s ; 反応後の秒数

[注] 粘度低下は主として反応の初期に起こり，これはエンド型（液化型）ポリガラクツロナーゼ（endo-PMG）に基づく．速やかにペクチンの低分子化を伴うので，果汁製造時の添加による搾汁の容易化と，搾汁率の向上とか果汁の清澄化によく利用される．

参 考 文 献

1) Nakamura, T., Hours, R. A. and Sakai, T.: *J. Food Sci.*, **60**, 468(1995)
2) Hulme, A.C.: The Biochemistry of Fruits and Their Products I, pp.173-177, Academic Press (1970)
3) McDonell, L.R., Jansen, E.F. and Lineweaver, H.: *Arch. Biochem. Biophys.*, **6**, 389(1945)
4) Van Buren, J.P., Moyer, J.C. and Robinson, W.B.: *J. Food Sci.*, **27**, 291(1962)
5) Collins, J. L.: *J. Food Sci.*, **35**, 1(1970)
6) Hultin, H. D. and Levine, A.S.: *J. Food Sci.*, **30**, 917(1965)
7) Zauberman, G. and Schiffmann - Nadel, M.: *Plant Physiol.*, **49**, 864(1972)
8) 松本信二，高野克己：東京農大農学集報，**37**(4), 284(1993)
9) Castaldo, D., Quagliuo, L., Servillo, L., Balestrieri, C. and Giovane, A.: *J. Food Sci.*, **54**, 653(1989)
10) Alanso, J., Rodoriguez, M.T. and Canet, W.: *J. Agric. Food Chem.*, **44**, 3416 (1996)
11) Loats, M. M., Grosdenis, F., Recourt, K., Voragen, A. G. J. and Wickers, H. J.: *J. Agric. Food Chem.*, **45**, 572(1997)
12) Snir, R., Koehler, P. E., Sims, K. A. and Wicker, L.: *J. Agric. Food Chem.*, **43**, 1157(1995)
13) Balestrieri, C., Castaldo, D., Giovane, A., Quagliuo, L. and Servillo, L.: *Eur. J. Biochem.*, **193**, 183(1990)
14) Castaldo, D., Lovoi, A., Quagliuo, L., Servillo, L., Balestrieri, C. and Giovane, A.: *J. Food Sci.*, **56**, 1632(1991)
15) McColloch, R. J.: *AIC,* June, 337(1952)
16) Rior, J.: *J. Food Sci.*, **40**, 201(1975)
17) Willstatter, R.: *Ber.*, **51**, 780(1945)
18) Jansen, E.F.: *Arch. Biochem.*, **8**, 97(1945)
19) Kertesz, Z.I.: The Pectic Substances, p.349, Interscience Publishers(1951)

第4章　食品のテクスチャーとペクチン質

1. 果実・野菜の成熟，貯蔵に伴うペクチン質の変化

　一般に多汁質の果実類は成熟が進むにつれて軟化して，やがて可食状態となる．また，収穫後に追熟させることのできる果実も，追熟が進むにつれて軟化を伴う場合が多い．このような軟化現象は，果実の細胞壁および中葉組織に存在するペクチン質の可溶化を伴うことがよく知られている．しかし，果実の種類によってその軟化の機構は必ずしも一様ではなく，ペクチン質以外の物質の関与が大きい場合もある．

1.1 果　実　類
1) リ　ン　ゴ
　Doesburg (1957)[1] はリンゴ成熟中におけるペクチン質を分析し，成熟が進んでも分子量に変化はなく，溶解度の差に基づく分割画分にも変化を認めなかったことから，リンゴは成熟中にペクチンの一部が可溶化してペクチン鎖が短くなることは考えられないと述べている．そのため，成熟中のペクチンの可溶化は細胞中のカルシウムの移動によるためであるとしている．

　Knee (1973)[2] はリンゴの成熟および追熟中の多糖類の変化を比較して，表4.1の結果を得ている．

　表に見られるように，樹上成熟および追熟とも経過と共に細胞壁のGal（ガラクトース）およびGlc（グルコース）含量が減少したが，Xyl（キシロース）含量は樹上成熟のみが減少し，追熟では一定の傾向は認められなかった．

　De Vriesら (1981)[3] はリンゴの未熟果と完熟果からAIS（アルコール不溶性固形物）を調製して，0.05M酢酸緩衝液（pH 5.2），0.05M酢酸緩衝液中

表 4.1 リンゴの成熟および追熟に伴う細胞壁糖組成の変化[2]

区分	採取月日	構成糖 (mg/g)				Glc/Starch	AUA
		Ara	Xyl	Gal	Glc		
樹上	9/14	3.26	0.85	3.51	26.7	11.8	2.87
	9/24	2.50	1.04	2.00	20.1	10.8	2.61
	10/2	2.21	0.86	1.58	15.4	6.3	2.78
	10/15	1.54	0.73	0.86	9.8	7.5	2.50
追熟	9/11	2.98	1.00	4.02	22.5	9.8	4.03
	9/21	3.66	1.03	2.88	16.0	8.5	3.69
	9/30	3.76	1.16	1.59	8.6	6.4	3.66
	10/14	2.66	1.06	1.29	6.3	5.8	3.29

0.05M EDTAと0.05Mシュウ酸アンモニウムを含む液，および希塩酸（pH 2.5）で，いずれも70℃，30分で3回抽出した．抽出液をDEAE-celluloseカラムで分割し，ガラクツロナンから分離できない糖を結合型グリカン，分離できる糖を遊離型グリカンとした．その結果，AIS中のAUA（無水ウロン酸）含量は未熟果の方が完熟果よりも若干少なかった（塩酸可溶性画分のAUAは完熟果の方が2倍以上多い）．結合型グリカンは完熟果の方が多かった．両者には概略表4.2のような差があったと報告している．

表 4.2 リンゴの未熟および完熟果実からのAISとペクチン質[3]

項目	未熟果	完熟果
果肉率(%)	72.1	69.7
AIS(%)	2.05	2.08
AUA/AIS(%)	27.9	28.4
エステル化度	65	70

リンゴが軟化するときには細胞壁多糖類のうちガラクトース含量が低下する[2]．構造的にみると，リンゴの軟化時に可溶化するペクチンはラムノースや側鎖多糖が非常に少ない"smooth region"（平滑領域）のペクチンである．この時，側鎖多糖からはガラクトースと共にアラビノース含量が著しく低下する[4]．

SiddiquiとBangerth（1995）[5]は，リンゴ果実が着果1.5か月後に塩化カルシウムと塩化ストロンチウムの40mM溶液を1週間ごとに8回散布した．その結果，採取直後の硬度，β-ガラクトシダーゼ，ペクチンおよびヘミセルロース含量にはいずれの区にも有意差がなかったが，貯蔵20日後になると果実硬度および遊離と結合型ペクチン含量が塩化カルシウム処理区で高か

った.このことから,リンゴ貯蔵中にペクチンエステラーゼ(PE)が作用して,ペクチンのエステル結合がはずれ,生じた遊離のカルボキシル基にカルシウムが結合したと考えられる.

2) モ　モ

未熟なモモは水溶性ペクチンが25％程度であるが,成熟すると全体の約79％に増加する[6].ChangとSmit(1973)[7]は未熟と完熟モモ果実からペクチンを抽出し,両者でエステル化度にほとんど差が認められなかったが,分子量は約1/3に減少したと報告している.

表 4.3　モモ Elberta 種の未熟果と完熟果のペクチン質の比較[7]

熟度	灰分(%)	アセチル(%)	メトキシル(%)	エステル化(%)	AUA(%)	分子量($\times 10^4$)	AIS/FW(%)	ペクチン(%/F)
未熟	0.53	0.89	11.5	79.9	84.2	21.0	2.3	0.44
完熟	0.58	0.81	12.1	79.1	89.9	7.80	2.8	0.44

FW : fresh weight.

Fishmanら(1993)[8]は樹上成熟および貯蔵中のモモ果実の軟化を細胞壁成分,特にペクチンの変化から検討した.離核種よりも粘核種の方が軟化しやすかった.この軟化の原因は成熟の後半にポリガラクツロナーゼ(PG)が作用し,側鎖の長いペクチンが分解して短いペクチンになるためであると推測している.また,この際アルカリ可溶性ペクチンの粘度が低下したが,ペクチンの分子量は増加したと述べている.

HegdeとManess(1996)[9]はモモの軟化程度から3段階に分けて果実を採取し,細胞壁を調製し,その中に含まれるペクチン質とヘミセルロースの糖組成を分析した.その結果,ペクチン質には中性糖としてガラクトース,アラビノースおよびラムノースが多く,ヘミセルロースにはキシロース,グルコースおよびフコース残基が多かった.果実の軟化中に細胞壁のガラクトースが減少して,アラビノースが増加することを認めた.

3) サクランボ

Batisseら(1994)[10]はサクランボ成熟中のペクチンの溶解性の変化を調べ

ている．その結果，AIS（生果実当り）は成熟中に減少し，酸可溶性ペクチンが減少するにつれて，水溶性および塩類可溶性ペクチンが増加した．しかし，ゲル沪過の結果，成熟に伴うペクチンの低分子化が認められなかったので，果実の軟化はペクチン分子の分解によるものではないと述べている．

BarrettとGonzalez (1994)[11]はサクランボが成熟中および貯蔵中に絶えず軟化することに注目し，その要因を検討した．PGとPEの急激な増加が起こる2週間の間にテクスチャーの変化が起こった．PEは最初の1週間で検出され，PGとβ-ガラクトシダーゼ活性は，それぞれ2および5週間で認められた．サクランボの軟化にはPG，PEおよびβ-ガラクトシダーゼ活性の総合的な作用が必要であると考えられた．

4) アボカド

アボカド果実は成熟に伴って最も顕著に変化するのは組織の軟化であり，この軟化要因が主としてペクチン質の変化によると考えられることから，ペクチン酵素の研究が発展していった．アボカドののペクチン質の変化をDolendoら (1966)[12]が分析し，軟化は急激なプロトペクチンの減少と水溶性ペクチンの増加を伴うことを明らかにしている．

5) ネクタリン

von Mollendroffら (1993)[13]はネクタリンの追熟および貯蔵中の搾汁率，なめらかさおよびペクチンの性質を調べた．その結果，追熟が進むと搾汁率は減少した後に，さらに追熟が進むと増加した．また，貯蔵中に果実の硬さが減少するにつれて水溶性ペクチンは増加し，分子量は減少した．分子量の75％程度は600 kD以上で，150 kD以下はわずか10％程度であったと述べている．

Lurieら (1994)[14]は正常と異常成熟中のネクタリンのペクチン質を調べ，空気中で貯蔵すると果肉の肉質が粉質化し，エステル化度の低下が見られたが，CA貯蔵 (controlled atmosphere storage) では認められなかった．空気貯蔵したものはキレート剤可溶性および水溶性ペクチンの分子量が生やCA

貯蔵したものに比べて小さくなっていた．また，空気貯蔵すると炭酸ナトリウム可溶性画分のアラビノースが消失し，同時にキレート剤可溶性画分のアラビノースも少なくなっていた．

Zhouら（1999）[15]はネクタリンを直接0℃貯蔵した区（冷蔵）を対照として，20℃，2日後冷蔵，20℃，5日後冷蔵の各区を設け，冷蔵後1, 3, 5週間後に取り出し，20℃で5日後の品質を調べた．対照区は冷蔵5週間後87%が粉質化し，搾汁率は46%であったが，20℃で2日後冷蔵したものは粉質化が7%で搾汁率は65%であった．粉質化に伴い，AISの懸濁液の粘度が増加し高分子量画分が多くなった．粉質果の細胞壁にはアラビノースが少なく，PG活性が低かった．

6) ウ メ

青ウメの貯蔵中の軟化とペクチン質の変化との関係について調べた結果[16]によると，貯蔵中に水溶性ペクチンが増加し，塩酸可溶性ペクチンは減少したが，全ペクチンには変化がなかった．この変化はペクチン質の低分子化を伴っており，エチレン吸着剤による脱エチレン処理で顕著に抑制された．

7) イ チ ゴ

成熟してもある程度硬さを保っているイチゴは，わずか数日間室温に放置するだけで硬さが失われる．老化したイチゴの軟化と細胞壁分解酵素についてBarnessとPatchett（1976）[17]が検討した．その結果，PEは成熟と共に増加したが，老衰期に極小値を示し，PGはエンド型，エキソ型とも存在せず，セルラーゼ活性も認められなかったことから，軟化は細胞壁のペクチン質の酵素的分解に基づくものではないと述べている．

d'Amourら（1993）[18]は，イチゴの収穫後の微生物抑制のためにγ線照射すると軟化する原因を細胞壁の変化から調べた．照射によって，細胞壁多糖類は部分的に分解し，特にセルロースとペクチンの分解が著しいが，ペクチンおよびヘミセルロースの中性糖画分には照射による影響が見られなかった．

Civelloら（1997）[19]は完熟イチゴを39〜50℃で1〜5時間処理した後，果実を0℃に一夜放置し，さらに20℃で3日間保った．42℃と48℃で3時間処理した場合が最も良好であった．この物理的処理はカビの発生と熟度を遅らせるのでイチゴの収穫後の日持ち延長に有効であった．

Yuら（1996）[20]は，イチゴのペクチン含量に及ぼす電子ビーム照射の影響について検討した．照射量の増加につれて，果実硬度は低下し，水溶性ペクチンは増加し，シュウ酸アンモニウム可溶性ペクチンが減少した．果実硬度はシュウ酸アンモニウム可溶性ペクチンと関連していた．

8）その他

Olleら（1996）[21]はマンゴーの緑熟果実にエチレンを10ppm，24時間処理して，完熟するまで6日間放置した．水溶性多糖類を抽出し，エタノールで沈殿し，細胞壁画分のデンプンはアミラーゼを使って酵素的に除去した．水溶性多糖類は高エステル化ペクチン（AUA 50〜60％，エステル化度89〜97％）で高分子量であった．細胞壁は主にセルロース（20％）と高エステル化ペクチン（AUA 13〜24％，エステル化度63〜73％）から成っていた．

Coimbraら（1996）[22]はオリーブパルプから細胞壁物質を調製し，種々の画分に分割した後メチル化分析を行った．その結果，オリーブが加工に伴って軟化するのはペクチン多糖の部分的分解に基づくことがわかった．

Woolfら（1997）[23]は甘柿の低温障害を熱処理によって緩和できることを見出した．熱処理すると，極めて低分子量の水溶性ポリウロニド画分を含み，低温障害果よりも粘度が低下した．熱処理はポリウロニドの遊離を遅らせたが，水溶性ポリウロニドの分解を高めたと述べている．

1.2 野菜類

1）トマト

DomainとPaaff（1957）[24]は，トマトが成熟中に急に軟化するのは，PEによる脱エステルと，それに引き続きPGによってペクチン鎖が分解して，溶解度が増大するためであると述べている．

成熟し老衰している果実の軟化は細胞壁物質の酵素的分解による場合が

多い[25]．PGは多くの果実に見出されていて，その活性はモモ[26]やトマト[27]の硬さの消失とよく相関していることが示されている．

CarringtonとPressey（1996）[28]はトマト成熟中における細胞壁のβ-ガラクタン加水分解酵素について調べ，β-ガラクトシダーゼⅡ活性が成熟中に顕著に増加することを見出した．また，炭酸ナトリウム可溶性ペクチンからのガラクトースの損失が成熟初期段階で見られたが，キレート剤可溶性ペクチン中のガラクトースの損失は成熟末期まで認められなかった．

Marangoniら（1995）[29]は緑熟トマトを5℃，>85%RHで15日間貯蔵すると，引き続き追熟（22℃）している間に，予め低温処理しないものに比べて軟化することを認めた．対照果実の軟化はPG活性と高い相関（$p<0.05$）があったのに対し，低温処理に伴う軟化は貯蔵前のPE活性と高い相関（$p<0.05$）があった．低温に基づく軟化はPEによって変化した細胞壁に水が移動し膨圧が低くなることによることが示唆された．

表4.4 トマト果実の低温処理に伴う硬度および酵素活性の変化[29]

区　分		放 置 日 数（日）			
		0	2	5	10
対　照	硬度	16	12	5	2
	PG/PE	1.3/64	1.5/118	3.0/130	7.2/120
低温処理	硬度	10	7	3	2
	PG/PE	1.3/192	1.5/150	1.8/110	5.0/90

2）ジャガイモ

ジャガイモは成熟するにつれて水溶性および全ペクチンは増大するが，収穫後貯蔵中に水溶性ペクチンは増加するものの全ペクチンは減少するとの報告がある[24]．

Anzaldua-Moralesら（1992）[30]は生ジャガイモの破断力に及ぼす品種，塊茎の比重および塊茎部位の影響について調べた．破断強度は，髄部よりも内皮組織の方が25〜65％大きく，比重が大きくなるにつれて大きくなったと述べている．

3) そ の 他

　一般の野菜類についての報告は比較的少ない．高野（1966）[31]はダイコンの「す入り」現象を細胞壁ペクチン質の変化から追求し，次の結果を得ている．ダイコンは「す入り」現象が進むと共にペクチン含量が減少し，しかもエステル化度の低下が見られ，PE活性は「す入り」組織は低く，正常組織の方が高かった．

　McFeetersとLovdal（1987）[32]はキュウリの成熟に伴う細胞壁の糖組成の変化を調べている．新鮮物重当りの細胞壁（mg/g）は果実重が55g前後の時に極大に達し，それから減少し，最後に再び増加する．細胞壁を構成する中性糖はグルコースが最も多く，次いでガラクツロン酸とガラクトースで，この三者で大半を占め他の糖は極めて少なかった．

　WalterとPalma（1996）[33]はサツマイモの長期貯蔵に伴う細胞壁中性糖とガラクツロン酸の変化について調べ，貯蔵中に水溶性物質中のガラクツロン酸含量が増加し，水不溶物質中のガラクツロン酸含量は減少した．このことはペクチン分子の大きさを反映していた．細胞壁の中性糖の濃度はグルコース＞＞ガラクトース＞キシロース＞ラムノース＞マンノース＞アラビノース＞フコースの順に減少した．

2. 加熱（調理・殺菌加熱）に伴う組織の軟化とペクチン質

2.1 沿　　革

　植物組織を加熱すると軟化する現象は，おそらく人類が火を用い始めた時に既に気付いたものと考えられる．植物組織が軟化すると細胞壁の変化を伴い，細胞間の接着が緩み細胞壁自体の厚みが薄くなることに気付いたのは今世紀に入ってからであり，さらに，その原因物質がペクチン質であることが明らかになり，ペクチン質に焦点を当てた研究が進んだのはここ数十年来のことである．

　植物細胞壁のペクチン質は細胞壁自体の機械的強度に強く関与しており，中葉組織のペクチン質は細胞間を接着するのに直接かかわっている[34]．この両組織が植物起源の食品のテクスチャーに主に関与している場合が多い．

初期の食品に関するテクスチャーの研究では，この組織とペクチン質との関係から検討しているわけではないが，現在の考え方からするとペクチン質の変化から説明できる研究が多い．HueminkとBartow（1915）[35]は乾燥ソラマメを調理した場合に，カルシウムやナトリウムイオンが硬さに関係していることを最初に報告した．すなわち，塩化カルシウムを蒸留水に100～1,000 ppm加えると，濃度が高くなるにつれて硬度が増し，炭酸ナトリウムでは逆に100 ppmの添加で極めて軟化し，煮過ぎの状態になった．同様な研究がバタービーンについても見られ，水煮する場合に一時硬度120 ppm，永久硬度50 ppmの水道水よりも蒸留水を用いる方が調理時間が短くて済むとの報告がある[36,37]．その当時は，ペクチン質との関連から追求したものではなく，テクスチャーに影響を与える物質との関係を検討した例はみられない．テクスチャーのペクチン質との関連からの検討は1940年代に入ってからである．FreemanとRitche（1940）[38]はジャガイモの粉質性とペクチン質との間に相関がみられなかったと否定的な結果を得ているが，SimpsonとHalliday（1941）[39]（1942）[40]はニンジンとボウフウを用いて，生および20分，40分蒸煮後の試料中のペクチンの定量と共にその組織の顕微鏡観察を行い，蒸煮が長くなると全ペクチン質とプロトペクチンが減少し，逆にペクチンおよびペクテートが増加し，中葉組織が非常に薄くなっていることを確認した．このことから彼らは，蒸煮による軟化はプロトペクチンからペクチンへの変化がその一因であると考察している．しかし，豆類では調理後のテクスチャーは単にペクチン質のみに依存するのではなく，フィチン酸に対する遊離のペクチンの比率，柵状組織の厚さ，種皮や子葉部の細胞壁のリグニンとかα-セルロースも重要な役割を果たしているとの報告[41]がある．一方，Van Buren（1968）[42]はサヤインゲンを塩化カルシウム溶液に浸漬して加熱すると，サヤに吸収されたCa量に比例して硬度が増加することを見出しており，三島ら（1968）[43]は実用的見地から5種類のカルシウム塩溶液にニンジンを浸漬したのち，缶詰にすると酢酸カルシウムが硬度を高めるのに最も効果があったと報告している．

　このようにカルシウム塩を添加することによってテクスチャーを改変させる方法は，加熱殺菌中に組織が極めて軟化しやすい果実・野菜缶詰に現

2.2 加熱による組織の軟化とペクチン質

Stolle-Smitsら（1995）[44]はサヤインゲンの加工工程中における細胞壁の変化について検討した．加熱加工はペクチン質のメチル化度の減少を伴うが，アセチル化度には影響がなかった．彼らはペクチンが高度にメチル化したホモガラクツロナン領域のβ脱離により，分解が起こると考えた．

Frenchら（1989）[45]は急速に軟化が起こりやすいアンズを加工する前に，塩化カルシウム溶液で浸漬処理すると，缶詰にしたアンズは明らかに硬くなり，一方軟化しにくいアンズをクエン酸緩衝液（pH 3.7）で処理すると，加工後に著しく軟化することを見出した．未熟な緑色果実では加工後の軟化が，結合カルシウムとクエン酸塩比に直接関係していた．彼らは熱によって細胞膜が分解されると，有機酸やアニオンのようなキレート物質が細胞壁から構造的にカルシウムを奪い去り，この時に軟化が促進されるというキレート仮説を提唱した．

Jimenezら（1996）[46]によると，オリーブ果実の加工中におけるペクチン画分と細胞壁中のヘミセルロースBの変化を検討した結果，細胞壁の中性アラビナンの量とその画分組成に変化は認められなかったが，分子量に大きな変化があった．生は400,000，加工品は70,000であった．水溶性酸性多糖は加工中にほとんど消失し，主にガラクツロン酸に富む部分が失われた．シュウ酸アンモニウム可溶性ラムノガラクツロナンの主要な変化はエステル化度の低下であった（生74.4%，加工品28.4%）．

Stolle-Smitsら（1997）[47]はインゲンマメの加工中におけるペクチンおよびヘミセルロースの変化を検討し，生の豆では緩やかなケン化後にのみペクチン質が抽出されることから，ペクチンの主要部分が他の細胞壁と共有結合していると考えた．殺菌すると細胞壁と中葉組織のペクチン多糖の分解と溶解をもたらした．

Woolfら（1997）[23]は富有柿の0℃での貯蔵における低温障害を熱処理で軽減させる場合に，細胞壁ポリウロニドの変化との関係を調べた．0℃で貯蔵すると，無処理では高い平均分子量をもつポリウロニドの可溶化が起こり，

正常な成熟果の30倍であったが,熱処理すると平均分子量が小さく,低温障害果の粘度より低かった.低温障害は貯蔵中の細胞壁からのポリウロニドの遊離と関係しており,引き続いて起こる機構が欠落しているとみられる.

Jimenezら(1998)[48]はオリーブ加工中に果実からアルカリ処理液への細胞壁多糖類の溶出について調べ,溶液中に溶出したものの平均分子量は6kDで,石灰処理と洗浄中にアラビナンが炭酸塩と4M KOH可溶性画分から水溶性画分に移行した.ペクチン(ホモおよびラムノガラクツロナン)の主な変化は,石灰処理とその洗浄中に水溶性と炭酸塩可溶性画分からイミダゾール可溶性画分に移行することであった.

KrallとMcFeeters(1998)[49]は,種々の試料から抽出したペクチンのpH 3における加水分解速度に及ぼす温度の影響を調べたところ,キュウリ組織の軟化に対する温度の影響とは非常に異なっていたので,ペクチンの加水分解が低pHの植物組織が非酵素的に軟化する直接的な反応ではないと考えた.カルシウムイオンが低pHで植物組織の軟化を強く抑制するが,カルシウムイオンはペクチンの加水分解を阻害しなかった.低エステル化度(5%以下)のペクチンの加水分解速度はpHが2から6に上昇すると減少した.一方,エステル化度が35%および70%のペクチンはpH 3.5以下では低エステル化度のペクチンよりもゆっくりと加水分解したが,pH 3.8以上になるとβ脱離が優位の反応となるので分解速度が大きくなった.

Kasaiら(1997)[50]は400MPaの圧力でダイコンを処理し,硬度に及ぼすカルシウムおよびマグネシウムの影響を調べ,WSP(水溶性ペクチン)とHP(塩酸可溶性ペクチン)は圧力処理で減少したが,HMP(ヘキサメタリン酸ナトリウム可溶性ペクチン)は増加した.WSPのエステル化度は殺菌処理により減少した.カルシウムによる調理中の軟化抑制効果は,タンパク質やヘミセルロースのような成分間の相互作用がカルシウムにより促進されるためとみられた.

Martin-Cabrejasら(1999)[51]は高温で長時間貯蔵した豆(エンドウ)が加熱調理しにくくなる現象を検討し,エクストルーダーにより押出し処理することで改善できることを見出した.42℃,80% RHで6週間貯蔵した豆は新

鮮な豆の7.7倍の調理時間を要し，熱帯条件下で穀物倉庫に1年以上貯蔵したものは12倍必要であった．調理困難な豆の不溶化した食物繊維，ペクチン多糖類やアラビノース，ウロン酸が押出し処理によって可溶化した．これらの可溶化が調理改善に貢献していると見られる．

2.3 加熱に伴うペクチンの分解機構

広田 (1962)[52] はペクチンを塩酸で加水分解し，分解過程として，まず，無秩序に分解されてガラクツロン酸が数十個から数百個位の断片となり，その後それぞれの末端から崩壊が進むと推論した．

ほとんどの加工野菜に共通してpH5.0～6.5の範囲内でのペクチン分解に提案されている機構はβ脱離（β-elimination）である．すなわち，C–5の活性化したプロトンがはずれ，COOH基のグリコシド結合α位の炭素が開裂する．この機構は比較的高いpHで起こることが分かっている[53]．しかし，植物組織に対する直接の実験データはない．中性のpHでは，調理温度でβ脱離を促進するに十分なOH$^-$が存在しているとされている．もし，pHが低いとOH$^-$が減少し，反応速度は低下し，調理野菜で典型的に起こる軟化が抑制される．組織の酸性化によって起こる軟化抑制の特徴は，組織のpHを6に再調整して再加熱すると逆に軟化することである[54]．

ペクチンの加熱に伴う崩壊はエステル化度により著しく異なることをVan Buren (1979)[55] が指摘しており，完全に脱メチルしたかんきつペクチンはpH 6以上で長時間加熱してもペクチン分解を起こさない．この原理は脱エステルした遊離のカルボキシル基と会合した負の電荷がβ脱離を阻害することによる．脱メチルが進むにつれてβ脱離が阻害され，したがって加熱に伴う軟化が抑制される[56]．

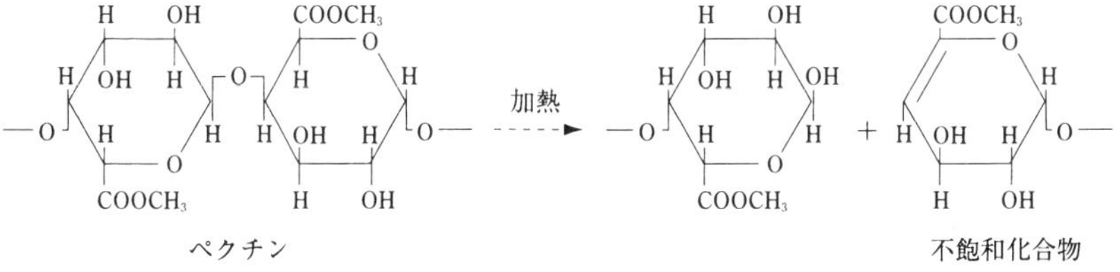

図 4.1　ペクチニン酸のトランス脱離反応[57]

1960年にAlbersheimら[57]はペクチン質の加熱による分解について次のように述べている．ペクチニン酸を中性溶液中で短時間加熱するだけで非常に容易にそのグリコシド結合が開裂する．この開裂はペクチニン酸のエステル含量が高いほど起こりやすく，ペクチン酸ではほとんど起こらない．開裂後に二重結合が生成しているので図4.1のようなトランス脱離反応*であると考えられる．すなわち，トランス脱離（β-elimination）によって生じた不飽和化合物はC-5の水素原子とガラクツロン酸分子のC-4のグリコシド残基が除かれる．この変化は235nmの吸光度測定によりチェックすることができる．さらに，彼らは分解したペクチンはTBA（チオバルビツール酸）と反応して547nmに極大波長をもつピンク色の生成物を生じると述べている．この呈色反応は過ヨウ素酸-チオバルビツール酸反応として成書[58]にも紹介されている．すなわち遊離のシアル酸3〜15μg溶液0.2mLを用いて発色させて，549nmの吸光度を測定している．

　＊ある一つの分子から原子または原子団が結合の切断により除去される，すなわち，2個の原子または原子団が置換されることなく離れてゆく場合に脱離（elimination）という．通常，脱離反応は分子内の二つの結合が切断され，より不飽和度の高い化合物を生成する．

　ペクチンの加熱に伴う崩壊がエステル化度によって著しく異なることは，Van Buren（1979）[55]も指摘しており，pH 6以上で長時間加熱しても完全に脱メチルしたかんきつペクチンでは分解が起こらなかったと述べている．

　ペクチンがβ脱離をすると，可溶化が起こる．ニンジン細胞壁のEDTA抽出ペクチンは加熱によりβ脱離を伴っていた[59]．水溶性ペクチンおよび細胞壁に結合しているペクチン共に分解はβ脱離である[60]．β脱離に関しては，サクランボの加熱に伴うペクチン質の変化についての記述もみられる[61]．

　澤山と川端（1989）[62]は市販ペクチンを使って，理化学的性質に及ぼすpH，加熱および塩類添加の影響について調べ，次の結果を得ている．すなわち，市販ペクチンはAUA 72.2％，CH_3O 8.72％（エステル化度53.4％），中性糖4.37％，分子量28×10^4（光散乱法-濃度近似法），慣性半径570Åで，pH 6に最大粘度があり，7以上ではβ脱離による低分子化が起こる．また，pH 3以下になると，ペクチンが会合重合を起こすので粘度低下が起こった．分子

量分布をみると，pH 3.0，3.7では加熱30分までほとんど変化がないが，pH7以上になると無加熱でも徐々に低分子側に広がった．NaやKは0.5Mの時に最大粘度を示し，Caは粘度を高めたが，Mgでは変化がなかった．

2.4 各 論
1) 野 菜 類

Ben-Shalomら (1992)[63] は加熱および乾燥に伴うペクチンの分子量変化を，ニンジンの水溶性およびEDTA可溶性ペクチン画分について検討し，表4.5のような結果を得ている．すなわち，水溶性ペクチンはブランチング後も

表4.5 ニンジンのブランチングと乾燥に伴うペクチンの分子量変化 ($\times 10^3$)[63]

区　　分	水溶性ペクチン	EDTA可溶性ペクチン
対　照	21.2	61.3
ブランチング	21.7	64.4
ブランチング＋乾燥	53.5	138.1
乾　燥	11.5	36.5

ほとんど分子量に変化がないが，キレート剤可溶性ペクチンはブランチング加熱すると若干増加した．

Maria-Svanbergら (1995)[64] は同じくニンジンの水溶性食物繊維の分子量分布を調べ，生に比較して加熱が進むと，分子量850,000以上のピークが減少し，50,000〜180,000のピークが増加したと述べている．なお，ニンジンを加熱する前にpHを3.5以下に下げてから加熱すると，軟化が進行したとの指摘もある[65]．

Platら (1988)[66] はベビーキャロット種ニンジンを使って，加熱によりペクチン画分（水溶およびEDTA可溶）と細胞壁に変化が起こることを指摘している．すなわち，加熱するとウロン酸に対する中性糖の比率は水溶性ペクチン画分ではほとんど変化しないが，グルコースとラムノースの相対的な値は加熱処理によりそれぞれ10倍と3倍に増加し，Ca-pectate中のウロン酸に対する中性糖の比率は0.11から0.27に増加した．加熱組織では，他の糖と比較してラムノースが相対的に増加したことから，毛状領域（hairy region) におけるペクチンが分解している可能性があると示唆している.

McFeeters と Fleming (1991)[67] は 1.5 M の食塩を含むキュウリに 20 mM のカルシウムイオンを添加すると軟化速度がどのように変化するかを調べ，次の結果を得た．pHが5以上では Ca^{2+} による軟化抑制効果がほとんどなかったが，pH 5 以下では低くなるにつれて軟化抑制効果が増大した．この現象は負に荷電したペクチンのカルボキシル基とカルシウムが会合することによって軟化を阻害するという仮説に反すると述べている．

加熱は伴わないが，塩漬け処理中のキュウリピクルスの硬さとペクチンのメチルエステル化度との関係を Hudson と Buescher (1986)[68] が検討している．彼らによると，組織が最大の硬さになるのはペクチンのエステル化度が 12.3±1.2 あるいはそれ以上の時で，それ以下になると軟化した．

2) 豆　　類

ここに言う豆類とは，乾燥した状態で貯蔵する豆類（例；ダイズ，アズキ，ササゲ，レンズマメなど）で，水分の多い生の状態で利用するものは含まない．

豆類の調理とテクスチャーとの関係について，Matz (1965)[69] はバタービーンを煮るとき，一時硬度 120 ppm と永久硬度 50 ppm の水道水よりも蒸留水の方が調理時間が短くて済むことが，既に 1920 年前後に報告されていること，また Ca 濃度が高くなるにつれて豆の硬度が増し，Na_2CO_3 は逆の効果があることを紹介している．

低温長時間処理が，缶詰にした豆類の硬度に影響することは Robinson ら (1949)[70] や Sistrunk と Cain (1960)[71] が見出しており，豆類の缶詰は古くから硬度が問題となることが多かった．

Muller (1976)[41] は豆類の煮熟中の軟化について，フィチン酸塩が大きく関与していることを指摘し，この塩が主に種皮の細胞膜に存在するペクチン酸カルシウムあるいはペクチン酸マグネシウムと反応して，不溶性のペクチン酸塩を可溶性のナトリウム塩あるいはカリウム塩とするためであると述べている．

このフィチン酸の関与については Bhatty (1970)[72] がレンズマメを用いて

実験し，不十分な調理豆のフィチン酸は，十分に調理したものよりも44％も少なかったと報告している．この調理による軟化は，剥皮の有無や，調理の加熱の程度による吸水係数への影響が認められず，ペクチンのエステル化度やガラクツロン酸含量にも差がないので，豆の調理特性に基本的な影響を与えるのは，ペクチンではなく，フィチン酸であると述べている．

一方，貯蔵期間の長い豆類の調理が困難になる要因について，Liuら(1990)[73]がササゲを用いて実験し，ペクチンの一部が調理中にβ脱離し，組織のpHが低下するために硬化すると推論している．

サヤインゲンやサヤエンドウは一般の野菜類と同様な性質をもっており，食品分類上では豆類に入れて物性を比較することには無理があろう．

El-Tabey Shehataら(1985)[74]はソラマメを調理して，そのペクチン質を水，0.4％ EDTAおよび1N NaOHで抽出して，表4.6のようなの結果を得た．

表4.6 ソラマメの調理後のペクチン質[74]

区 分	全ペクチン	ペクチン画分		
		水 溶 性	EDTA 可溶	NaOH 可溶
実	1.32	0.65	0.47	0.17
種 皮	0.81	0.30	0.235	0.27

Van Buren (1986)[75]はインゲンマメの軟化とペクチン質の挙動について研究し，次のような結果を得ている．低温ブランチングの時間が長いほど，また，調理加熱の時間が短いほど豆は硬く，ペクチンの溶解度は低かった．KCl，NaClによる軟化はペクチンの分解に基づくものと考えた．

塩田ら (1991)[76]は5℃と30℃での貯蔵 (2年間) に伴うアズキ子葉のペクチン性多糖の変化を調べ，熱水可溶性ペクチンは低温の方が多く，逆に熱水不溶性ペクチンは高温貯蔵の方が多かったが，中性糖組成は温度による影響が認められなかったと述べている．

3) 果 実 類

Camireら (1994)[77]はブルーベリーの缶詰製造時に，乳酸カルシウムとクエン酸を添加して硬度保持を図った．その結果，注入液に乳酸カルシウム

を1,200〜1,800ppm添加する方法が最も効果があった.

Alonsoら（1995）[78]によると，10および100mM $CaCl_2$ 溶液に予め浸漬すると凍結サクランボの硬度保持に有効であったと述べている．この硬度保持はペクチン質のCa架橋によるもので，キレート剤可溶性ペクチン画分の増加，ペクチンのエステル化度の低下，細胞壁の Ca^{2+} 含量の増加を伴っていた．ペクチン質のこれらの変化は酵素作用による．すなわち，処理後に果実のPE活性が高くなり，Ca濃度の増加がみられた．

4) その他

LohとBreene（1982）[79]はジャガイモとヒシの実細胞壁ペクチンの熱挙動について検討したところ，両者の化学成分は類似しているが，ジャガイモのリン酸塩可溶性ペクチンの方がヒシの実のそれよりも速やかに重合度の減少が起こった．この β 脱離による分解をチオバルビツール酸（TBA）が不飽和結合と反応することを利用して547nmの吸光度測定から追求している．この反応について，Neukom（1960）[80]はウロン酸のラクトンとホルミルピルビン酸とがさらに分解したものがTBAと反応すると述べている．

Walterら（1993）[56]はサツマイモ製品の塩基処理により硬度保持を図っている．彼らは加熱に先立ち，Na_3PO_4，Na_2CO_3，NH_4OH および NaOHの0.01〜0.15M溶液中にサツマイモを浸け，真空浸透（vacuum infiltration）すると，加熱後に軟化が抑制され，さらに塩基と共に $CaCl_2$ を併用すると硬度保持に有効であったと述べている．

中川（1975）[81]は茶葉を170℃で加熱すると，5〜7分で水溶性ペクチンが約2倍に増加し，その後少しずつ減少したが，131℃では変化がなかったと述べている．彼はSephadex G-100で分子量分割し，加熱時間が長いほど分子量が小さくなることを確認している．

3. 予備加熱に伴うテクスチャーの変化とペクチン質との関係

3.1 予備加熱による硬度保持現象

わが国における予備加熱に関連する事柄は古く冠水いも現象に遡ること

ができる.これは,サツマイモの収穫前1週間位の間に多量の降雨があり,畑が浸水して水中にサツマイモが数日間つかった場合には,そのサツマイモを煮ても焼いてもゴリゴリした硬さとなり調理ができない状態になる現象をいう.このようなサツマイモを古くから冠水いもと呼んでいた[82,83].鈴木ら (1946)[84]はこの現象の要因を,サツマイモが冠水によって細胞死を起こし,半透性が消失して組織内のCa,Mgと中葉組織の主成分であるペクチンが結合して熱に不溶性の物質に変化するためであると推論している.さらに,冠水いも現象の起こる条件を鈴木ら (1947)[85]は検討して,70℃の水中に1時間浸けておくと,ダイコン,ニンジン,菊菜(シュンギク),ジャガイモのいずれも硬化することから,硬化にデンプンは直接関係しないことを明らかにし,シュウ酸塩＞水酸化ナトリウム＞塩酸＞硫酸＞シュウ酸・クエン酸ナトリウムの順に軟化することを見出して,表4.7のようなデータを得ている.

表4.7 冠水いも現象とペクチン・リグニンとの関係[85]

区　　分	熱水可溶ペクチン (%)	熱水不溶ペクチン (%)	リグニン (%)
無処理(健全)	7.72	0.42	1.96
水浸いも(水4日)	1.34	4.63	1.69
0.5%石灰液3日	trace	6.33	1.77

冠水いも現象は食味を損なうので,冠水しないようにすることが防止法になるが,この現象を逆にプラス面に生かして活用することに目が向けられていなかったのはやむをえない.

予備加熱 (pre-heating) という用語はBartolomeとHoff (1972)[86]が最初に用いたが,一般のブランチング温度よりもかなり低い温度で長時間処理を行う操作である.

加熱殺菌を必要とする植物起源の食品では,加熱により組織が軟化し,脆弱になりやすい.ことに組織のpHが高く,殺菌に高温・長時間を要するものほどその傾向が著しい.このために,前述したように,カルシウム塩を添加することが多いが,できれば外部から何も添加しないで組織の硬さ

を保持する方法の方が望ましい.

1) 野　菜　類

SistrunkとCain (1960)[87] は未熟なインゲンマメを缶詰にする場合, あらかじめ66〜71℃の低温でブランチングすると硬さが増し, 硬化した豆には水溶性ペクチンが減少していることを見出した. また, HoogzandとDoesburg (1961)[88] はカリフラワーの缶詰製造において, 低温長時間 (70℃, 15分) のブランチングで硬さが増し, ペクチン質のエステル化度が低下し, ブランチング時に塩化カルシウムとクエン酸を併用するとさらに硬度が促進されたと報告している (表4.8).

表4.8　カリフラワー缶詰の硬度に及ぼすブランチング, Ca, 酸添加の影響

ブランチング	$CaCl_2$	酸	殺菌時のpH	殺菌後の硬度 (kg)
100℃, 3分	−	−	6.08	0.0
同　上	＋	＋	5.21	2.6
70℃, 15分	−	−	6.23	1.8
同　上	＋	＋	5.18	10.1

この場合, エステル化度は70.3％から63.2％に低下した. デンプン含量の多い食品でも, 同様な現象が認められている.

ダイコンでは55℃, 2時間の予備加熱が最も効果的で, この条件はPEの至適温度と一致しており, 処理後はエステル化度が著しく低下し, 水溶性ペクチン画分が減少していた[89].

また, 予備加熱の効果が顕著にみられるダイコンとビートではカルシウム塩添加によって軟化を起こしたとの報告[90] がある.

Leeら (1972)[91] はニンジンを54.4〜100℃の間でブランチングすると, 表4.9に示したように76.7℃の予備加熱処理が最も殺菌加熱後の硬度を増加させ, メタノールの生成量およびpHの増加も大きかったと述べている.

さらに, ニンジンについての詳細な検討例[92,93] があり, タマネギ[93] でも同様な結果が得られている.

表 4.9 ニンジンの予備加熱が殺菌加熱後の硬度とメタノールに及ぼす影響[9]

前　処　理	硬　　度（N）	メタノール（ppm）
100℃ ブランチング	2,476	72
76.7℃ 予備加熱	9,180	117
比率：処理／対照	3.71	1.63

Howardら（1997）[94]はトウガラシを予備加熱して，殺菌加熱後の硬度を調べた．その結果，8％食塩と0.2％塩化カルシウム溶液中で50℃，60分間処理したものは結合カルシウム量が増加し，水溶性およびキレート剤可溶性ペクチンが減少し，メトキシル基も減少した．そのために，殺菌中の酸加水分解に抵抗性が生じたと考えられ，貯蔵した後も同様な効果があった．

この現象の適用は冷凍食品にもみられ，Steinbuch（1976）[95]によると，野菜のテクスチャーを低温長時間処理と高温短時間処理の組合せによって改良できたと報告している．

予備加熱処理はその後の加熱による軟化を抑制するだけでなく，脱メチルにより遊離のカルボキシル基が生成し，多価カチオンとの架橋により親水性から疎水性にシフトするので，脱水と乾燥が促進される．この乾燥促進ついては，ダイコン[96]，ニンジン[96,97]やカリフラワー[98]などで確認されている．

2）果　実　類

このような予備加熱による硬化現象は，サクランボ[99]やレッドタートチェリー[100]のような果実やクリ[101]についても認められている．Van Buren（1974）[99]によるサクランボの実験では，55〜70℃の予備加熱で硬化し，硬度の増加とペクチン質のエステル化度の低下がよく一致し，65℃で極大であった．また，この処理で水溶性ペクチンが減少し，塩酸可溶性ペクチンが増加し，後者の方がエステル化度が低いためにペクチン質全体のエステル化度の低下となったが，固有粘度が変わらなかったことから，ペクチン重合体の分子量は影響を受けていないとしている．

このような予備加熱による硬化現象は植物組織すべてに当てはまるので

はなく，リンゴとバナナでは全く効果がない[102].

3）その他

Bartolomeと Hoff（1972）[86]はジャガイモを50～80℃で前処理してから蒸煮すると，対照に比べて硬化することを観察し，この要因を次のように推測している．組織中のペクチンエステラーゼ（PE）は50℃以下では不活性で，50℃を超えるとはじめて活性化される．これは50℃以上になると，細胞膜に無傷の損傷を与え，細胞膜に接する細胞内の主としてカリウムの電解を起こし，そのためにPEが活性化するとしている．前述したように，彼らはこの低温長時間ブランチングを予備加熱（pre-heating）と呼んでいる．

SistrunkとCain（1960）[87]はサヤインゲンを用いて，54～93℃，1.5～10分間加熱した後に缶に詰め，240°F，20分間殺菌したところ，無処理の対照区よりも硬度が増加したことを認めている．Van Buren（1962）[103]は，サヤエンドウで同様な結果を得ている．

既に1971年に，予備加熱については橋田[104]が当時の文献を紹介しており，豆類に有効であると述べている．

Aguilarら（1997）[105]はジャガイモを比重選別して，剥皮・切断した後，55～70℃（4段階），0～60分間ブランチングしてから，植物油で200℃，4分間揚げた．ブランチングによって，硬度とTPAパラメーター（chewiness, cohesiveness）は200％以上増加した．このことから柔軟さと油含量は低下した．60～65℃，30～45分間のブランチング処理でフレンチフライのテクスチャーが改善された．

Quintero-Ramosら（1998）[106]は凍結する前に低温長時間ブランチングしたコショウの押出し力，色およびpHに及ぼす影響を検討した．ブランチング温度が最も主要な因子であり，その最適条件は55℃であった．

3.2　予備加熱の硬度保持機構

以上のような硬化現象は，植物組織内のPEが50℃以上の温度によってカリウムイオンの解離をともなって活性化し，細胞壁および中葉組織中に存在するペクチン質のメチルエステル基に作用して，メチル基を遊離し，カ

ルボキシル基の増加を起こす．これと同時に，組織内のカルシウムおよび
マグネシウムイオンがカルボキシル基と架橋を形成し，組織を硬化させる
ために起こると考えられる．

2，3の例外はあるが，多数の品目について上記の仮説が実証されている．

参 考 文 献

1) Doesburg, J. J. : *J. Sci. Food Agric.*, **8**, 206 (1957)
2) Knee, M. : *Phytochemistry*, **12**, 1543 (1973)
3) De Vries, J.A., Voragen, A.G.J., Rombouts, F.M. and Pilnik, W. : *Carbohydr. Polymers*, **1**, 117 (1981)
4) Yoshioka, H., Kashimura, Y. and Kaneko, K. : *J.Jap. Soc. Hort. Sci.*, **63**, 173 (1994)
5) Siddiqui, S. and Bangerth, F. : *J. Hort. Sci.*, **70**, 494 (1995)
6) Postlmayer, H. L., Luk, B. S. and Leonard, S. J. : *Food Technol.*, **10**, 618 (1956)
7) Chang, Y. S. and Smit, C. J. B. : *J. Food Sci.*, **38**, 646 (1973)
8) Fishman, M. L., Levaj, B. and Gillespie, D. : *J. Amer. Soc. Hort. Sci.*, **118**, 343 (1993)
9) Hegde, S. and Maness, N. O. : *J. Amer. Soc. Hort. Sci.*, **121**, 1162 (1996)
10) Batisse, C., Fils-Lycaon, B. and Buret, M. : *J. Food Sci.*, **59**, 389 (1994)
11) Barrett, D. M. and Gonzalez, C. : *J. Food Sci.*, **59**, 574 (1994)
12) Dolendo, A. L., Luh, B. S. and Pratt, H. K. : *J. Food Sci.*, **31**, 332 (1966)
13) von Mollendroff, L.J., de Villiers, O.T., Jacob, G. and Westrand, I. : *J. Amer. Soc. Hort. Sci.*, **118**, 77 (1993)
14) Lurie, S., Levin, A., Greve, L.C. and Labavitch, J.M. : *Phytochemistry*, **36**, 11 (1994)
15) Zhou, H-W., Sonego, L., Ben-Arie, R. and Lurie, S. : *J. Amer. Soc. Hort. Sci.*, **124**, 424 (1999)
16) 張　世明，茶珍和雄，上田悦範，岩田　隆：日食工誌, **40**, 163 (1993)
17) Barness, M. F. and Patchett, B. J. : *J. Food Sci.*, **41**, 1392 (1976)
18) d'Amour, J., Gosselin, C., Arul, J., Castaigne, F. and Willemot, C. : *J. Food Sci.*, **58**, 182 (1993)
19) Civello, P.M., Martinez, G.A., Chaves, A.R. and Anon, M.C. : *J. Agric. Food Chem.*, **45**, 4589 (1997)
20) Yu, L., Reitmeier, C. A. and Love, M. H. : *J. Food Sci.*, **61**, 844 (1996)
21) Olle, D., Lozano, Y.F. and Brillouet, J-M. : *J. Agric. Food Chem.*, **44**, 2658 (1996)

22) Coimbra, M.A., Waldron, K.W., Delgadillo, I. and Selvendran, R.R.: *J. Agric. Food Chem.*, **44**, 2394 (1996)
23) Woolf, A.B., MacRae, E.A., Spooner, K.J. and Redgwell, R.J.: *J. Amer. Soc. Hort. Sci.*, **122**, 698 (1997)
24) Domain, A.L. and Phaff, H.J.: *J. Agric. Food Chem.*, **5**, 60 (1957)
25) Hulme, A.C.: The Biochemistry of Fruits and Their Products, Vol.2, p.459, Academic Press (1971)
26) Pressey, R., Hinton, D.M. and Avants, J.K.: *J. Food Sci.*, **36**, 1070 (1971)
27) Hobson, G.E.: *Biochem. J.*, **92**, 324 (1964)
28) Carrington, K.C.S. and Pressey, R.: *J. Amer. Soc. Hort. Sci.*, **121**, 132 (1996)
29) Marangoni, A.G., Jackson, R.L. and Stanley, D.W.: *J. Food Sci.*, **60**, 1277 (1995)
30) Anzaldua-Morales, A., Bourne, M.C. and Shomer, I.: *J. Food Sci.*, **57**, 1353 (1992)
31) 高野泰吉：園学雑, **35**, 43 (1966)
32) McFeeters, R.F. and Lovdal, L.A.: *J. Food Sci.*, **52**, 996 (1987)
33) Walter Jr., W.M. and Palma, C.S.: *J. Agric. Food Chem.*, **44**, 278 (1996)
34) Matz, S.A.: Food Texture, p.109, AVI Publ. (1962)
35) Huemink, L. and Bartow, E.: *Ind. Eng. Chem.*, **7**, 495 (1915)
36) Masters, H.: *Biochem. J.*, **12**, 231 (1918)
37) Masters, H. and Garbutt, R.: *Biochem. J.*, **14**, 75 (1920)
38) Freeman, M.E. and Ritche, W.S.: *Food Res.*, **5**, 167 (1940)
49) Simpson, J.I. and Halliday, E.G.: *Food Res.*, **6**, 189 (1941)
40) Simpson, J.I. and Halliday, E.G.: *Food Res.*, **7**, 300 (1942)
41) Muller, F.M.: *J. Sci. Food Agric.*, **18**, 292 (1967)
42) Van Buren, J.P.: *Food Technol.*, **22**, 132 (1968)
43) 三島 進, 堀田紅子, 横山典子：缶詰時報, **47**, 531 (1968)
44) Stolle-Smits, T., Beekhuizen, J.G., von Dijk, G., Voragen, A.G. and Recourt, K.: *J. Agric. Food Chem.*, **43**, 2480 (1995)
45) French, D.A., Kader, A.A. and Labavitch, J.M.: *J. Food Sci.*, **54**, 86 (1989)
46) Jimenez, A., Guillen, R., Sanchez, C., Fernandez-Bolanos, J. and Heredia, A.: *J. Agric. Food Chem.*, **44**, 913 (1996)
47) Stolle-Smits, T., Beekhuizen, J.G., Recourt, K., Voragen, A.G.J. and Dijk, C.V.: *J. Agric. Food Chem.*, **45**, 4790 (1997)
48) Jimenez, A., Sanchez-Romero, C., Guillen, R., Fernandez-Bolanos, J. and Heredia, A.: *J. Agric. Food Chem.*, **46**, 4376 (1998)
49) Krall, S.H. and McFeeters, R.F.: *J. Agric. Food Chem.*, **46**, 1311 (1998)
50) Kasai, M., Okamoto, N., Hatae, K. and Shimada, A.: *J. Agric. Food Chem.*,

45, 599(1997)
51) Martin-Cabrejas, M.A., Jaime, L., Maina, C., Esteban, R.M., Smith, A.C. and Waldron, K. W. : *J. Agric. Food Chem.*, **47**, 1174(1999)
52) 広田　致：農化, **36**, 778(1962)
53) Bemiller, R. W. and Kumari, G. V. : *Carbohydr. Res.*, **25**, 419(1972)
54) Walter Jr., W.M., Fleming, H.P. and McFeeters, R.F.: *J. Food Sci.*, **57**, 138 (1992)
55) Van Buren, J.P.: *J. Texture Stud.*, **10**, 1(1979)
56) Walter Jr., W.M., Fleming, H.P. and McFeeters, R.F.: *J. Food Sci.*, **58**, 813 (1992)
57) Albersheim, P., Neukom, H. and Deuel, H. : *Arch. Biochem. Biophys.*, **90**, 46 (1960)
58) 日本生化学会編：生化学実験講座，第4巻，糖質の化学下，p.383, 丸善 (1976)
59) Sajjaanantakul, T., Van Buren, J.P. and Downing, D.L.: *J. Food Sci.*, **54**, 1272(1989)
60) Greve, L.C., McArdle, R.N., Gohlke, J.R. and Labavitch, J.M.: *J. Agric. Food Chem.*, **42**, 2900(1994)
61) Thibault, J. F. : *Phytochemistry*, **22**, 1567(1983)
62) 澤山　茂，川端晶子：栄食誌, **42**, 461(1989)
63) Ben-Shalom, N., Plat, D., Levi, A. and Pinto, R. : *Food Chem.*, **44**, 251(1992)
64) Maria-Svanberg, S.J., Gustafsson, K.B.T., Sourtti, T. and Nyman, E.M.G-L. : *J. Agric. Food Chem.*, **43**, 2692(1995)
65) Greve, L.C., McArdle, R.N., Gohke, J.R. and Labavitch, J.M.: *J. Agric. Food Chem.*, **42**, 2900(1994)
66) Plat, D., Ben-Shalom, N., Levi, A., Reid, D. and Goldschmidt, E.E.: *J. Agric. Food Chem.*, **36**, 362(1988)
67) McFeeters, R. F. and Fleming, H. P. : *J. Food Sci.*, **56**, 730(1991)
68) Hudson, J. M. and Buescher, R. W. : *J. Food Sci.*, **51**, 138(1986)
69) Matz, S. A. : Water in Foods, p.162, AVI Publ.(1965)
70) Robinson, W. B., Moyer, J. C. and Kertesz, Z. I. : *Plant Physiol.*, **24**, 317(1949)
71) Sistrunk, W. A. and Cain, R. F. : *Food Technol.*, **14**, 357(1960)
72) Bhatty, R. S. : *J. Agric. Food Chem.*, **38**, 376(1990)
73) Liu, K., Phillips, R.D. and McWatters, K.H.: *J. Agric. Food Chem.*, **41**, 1476 (1990)
74) El-Tabey Shehata, A. M., El-Shimi, N. M. and Mesallam, A. S. : *J. Food Processing Preservation*, **9**, 65(1985)
75) Van Buren, J. P. : *J. Food Sci.*, **51**, 131(1986)

76) 塩田芳之, 松浦　康, 畑中千歳：日食工誌, **38**, 94(1991)
77) Camire, M.E., Ismail, S., Work, T.M., Bushway, A.A. and Halteman, W.A.: *J. Food Sci.,* **59**, 394(1994)
78) Alonso, J., Rodriguez, T. and Canet, W. : *J. Agric. Food Chem.,* **43**, 1011(1995)
79) Loh, J. and Breene, W. M. : *J. Texture Stud.,* **13**, 381(1982)
80) Neukom, H. : *Chimia (Switz)*, **14**, 165(1960)
81) 中川致之：日食工第22回大会研究発表要旨集, pp.14-15(1975)
82) 岡本　弘：植病, **11**, 15(1941)
83) 河合一郎：農業及び園芸, **20**, 181(1945)
84) 鈴木繁男, 瓜谷郁三, 村松敬一郎：農業及び園芸, **21**, 555(1946)
85) 鈴木繁男, 瓜谷郁三, 村松敬一郎：農業技術, **2**, 55(1947)
86) Bartolome, L. G. and Hoff, J. E. : *J. Agric. Food Chem.,* **20**, 266(1972)
87) Sistrunk, W. A. and Cain, R. F. : *Food Technol.,* **14**, 354(1960)
88) Hoogzand, C. and Doesburg, J. J. : *Food Technol.,* **15**, 160(1961)
89) 真部孝明：日食工誌, **27**, 234(1980)
90) 小西英子, 淵上倫子, 岡本賢一：栄養と食糧, **28**, 44(1975)
91) Lee, C. Y., Bourne, M. C. and Van Buren : *J. Food Sci.,* **37**, 266(1972)
92) Lee, C. Y., Bourne, M. C. and Van Buren : *J. Food Sci.,* **44**, 615(1979)
93) 真部孝明：広島県立大学紀要, **2**(2), 137(1991)
94) Howard, L. R., Burna, P. and Wagner, A. B. : *J. Food Sci.,* **62**, 89(1997)
95) Steinbuch, E. J. : *Food Technol.,* **11**, 313(1976)
96) 真部孝明：日食工誌, **29**, 675(1982)
97) Quintero-Romas, A., Bourne, M.C. and Anzaldua-Morales, A.: *J. Food Sci.,* **57**, 1127(1992)
98) Garcia-Reverter, J., Bourne, M. C. and Mulet, A. : *J. Food Sci.,* **59**, 1181(1994)
99) Van Buren, J. P. : *J. Food Sci.,* **39**, 1203(1974)
100) LaBell, R. L. : *J. Food Sci.,* **36**, 323(1971)
101) 真部孝明：日食工誌, **27**, 183(1980)
102) 新田みゆき：家政学雑誌, **26**, 173(1975)
103) Van Buren, J.P., Moyer, J.C. and Robinson, W.B.: *J. Food Sci.,* **27**, 291(1962)
104) 橋田　渡：食品工業, **14**(10), 28(1971)
105) Aguilar, C.N., Anzaldua-Morales, A., Talamas, R. and Gastelum, G.: *J. Food Sci.,* **62**, 568(1997)
106) Quintero-Ramos, A., Bourne, M. C., Barnard, J. and Anzaldua-Morales, A. : *J. Food Sci.,* **63**, 519(1998)

第5章　ペクチンの利用

　ペクチンはすべての高等植物の細胞壁や中葉組織に普遍的に存在しているが，その量と質が各植物体の種類や部位で著しく異なっている．ペクチンのゲル形成力を利用してジャムやゼリーなどが製造されることはよく知られているが，原材料として用いる果実中のペクチンをもっぱら利用する場合と，ペクチン製品を添加して製造する場合に分けて考えることができる．利用面からみたペクチンを理解するために，後者を中心に考えてみることにする．ペクチンはかんきつ果皮（主にレモン），リンゴ搾汁粕，ビートパルプ（サトウダイコンの搾汁粕）などから抽出・分離されている．このペクチン製品の大半がゼリー，ジャム，マーマレードおよび菓子製造に用いられる．

1.　ペクチンの抽出方法と性質

　植物体からペクチンを抽出する場合に，抽出条件が温和であると抽出されたペクチンは元の植物組織内に存在していた時の性状に近いと考えられるが，抽出率が低く，ペクチン質全体を表現しているとは言いがたい．一方，かなり強い条件（低pH，高温）で処理すると，ペクチンの抽出効率はよいが，抽出されたペクチン質の性質が変化している場合が多い．したがって，目的に応じて抽出・分離条件を適宜選択する必要がある．抽出条件による差としては，上記のペクチンの収率だけではなく，分子量やエステル化度などにも変化が認められる．抽出したペクチンを利用することを前提として抽出する場合には，ゼリー強度の強いペクチンである必要がある一方，実用面からすると，抽出しやすく，凝固，沈殿に引き続き，脱塩・精製などの操作が容易で，低コストで操作できることが要求される．

Albersheimら (1960)[1] によると,ペクチニン酸を中性溶液中で短時間加熱するだけで,非常に容易にそのグリコシド結合が開裂し,この開裂はエステル化度の高いものほど起こりやすく,ペクチン酸ではほとんど起こらないと報告している.一方,ペクチンの溶解度は鎖長が長くなるほど,また,メトキシル基が多くなるほど減少することが指摘されている[2].

種々の植物体からペクチン質を抽出し,その性質を調べた例を挙げてみる.

AspinallとJiang (1974)[3] はナタネ種子からシュウ酸抽出したペクチンの化学組成を調べ,エステル化度83%,AUA(無水ウロン酸)76%,ガラクトース2～3%,アラビノース8～9%,キシロース2%,ラムノース2～3%,フコース1%であったと述べている.Sabirら (1976)[4] はヒマワリからシュウ酸アンモニウムと重合リン酸塩でペクチンを抽出して,その性質を検討し,次の結果を得ている.抽出時の温度が60～90℃の範囲では低温ほどメトキシル含量が高いが,収率は低く,0.5%シュウ酸アンモニウム (pH 3.3) で60℃加温抽出したペクチンはAUA 97.3%,メトキシル含量11.3%で,乾物当りのペクチン収率は15～20%(灰分なし)であった.

Michelら (1985)[5] はビートパルプから硝酸でペクチンを抽出し,85℃,pH 1.0, 3時間または,pH 1.5で5時間の抽出条件が最も収率が良かったが,分子量は短時間抽出の方が大きく,エステル化度も高かったと述べている.彼らの行った結果の一部を表5.1に示した.

表5.1 ビートパルプからのペクチン抽出に及ぼす処理時間の影響[5]

項　目	抽 出 時 間 (h)				
	1	2	3	4	5
収率 (%)	11.1	15.4	16.9	18.1	20.5
AUA (%)	51.5	57.6	59.2	57.1	59.3
エステル化度 (%)	76	68	66	59	54
分子量×10^3	40.7	36.5	37.3	33.5	32.7

Crandallら (1978)[6] はレモンとライムの搾汁粕から1N硝酸でpH 1.8, 80℃,1時間抽出の条件でペクチンを抽出した.その結果,ライム果皮から

32.4％の収率でペクチンを得ることができ，そのゼリーグレード（＝ペクチングレード，p.95参照）は265で，AUA含量は88.2％であったと報告している．

Saeedら（1975）[7]はマンゴーの搾汁粕中のペクチンを分析し，次のような結果を得ている．すなわち，マンゴーパルプ中のペクチン質は品種による差が大きく，全ペクチン含量の高い品種ほど，AIS（アルコール不溶性固形物）中のAUA含量およびエステル化度が高く，逆にアセチル含量は低い傾向が見られた．

表5.2 マンゴーパルプの分析値[7]

品　　種	ペクチン含量(%)		AIS 中の値(%)		
	全	可溶性	AUA	エステル化度(%)	アセチル(mg/g)
Alphonso	0.265	0.073	28.0	58.2	0.565
Kitchener	0.298	0.080	33.0	70.3	0.556
Abu Samake	0.423	0.220	38.5	75.5	0.412

DhingraとGupta（1984）[8]はグアバ果実からペクチン質を抽出したところ，シュウ酸アンモニウムによる抽出が最も効率がよく，ヘキサメタリン酸ナトリウムがそれに次ぎ，塩酸が最も悪かったと述べている．それぞれの抽出剤で最も良好な条件下で抽出したペクチンの性質は表5.3のとおりであった．

表5.3 グアバ果実のペクチン抽出に及ぼす抽出溶剤の影響[8]

抽　出　溶　剤		抽出したペクチンの性質			
種　　類	濃度(%)	灰分(%)	AUA(%)	エステル化度(%)	ゼリーグレード
ヘキサメタリン酸ナトリウム	0.25	1.6	58.0	51.6	123
シュウ酸アンモニウム	0.25	2.8	56.6	57.6	142
塩　酸	0.025	2.4	56.0	54.7	152
水		1.8	57.0	54.2	159

LiとChang（1997）[9]は抽出したヒマワリペクチンの粘度に及ぼすpH，緩衝液のモル濃度，ペクチン濃度および加熱の影響について検討した．pH 3が最もよく，ペクチン濃度の増加と共に粘度が増大した．緩衝液中ではク

エン酸緩衝液での粘度が最大であった．ヒマワリペクチンはpH 2.5〜5.4の広い範囲で熱可逆性に優れていた．

Skiら（1996）[10]は，ヒマワリ花托から硝酸抽出したペクチンについてエタノール洗浄によって硝酸を除く条件について検討し，硝酸とpHとの関係を示す回帰式を求めた．洗浄の至適条件は74.8℃，25分，固形比25：1であった．この条件で色素の56.4％が除去され，ペクチンのロスは2.9％であった．

2. ゲルの形成

ペクチンゲル形成は，ペクチンの性質によって二つに大別される．すなわち，高メトキシルペクチン（HMP；high methoxyl pectin）による水素結合型ゲルと，低メトキシルペクチン（LMP；low methoxyl pecitn）によるイオン結合型ゲルである．

2.1 水素結合型ゲル

一般のジャムやゼリーに使用されるペクチンはこの型に属する．

負の電荷を持つペクチンコロイドに酸を加えると，カルボキシル基の解離が抑えられて電気的に中性となり，ペクチンの凝析が起こる．McCready（1970）[11]は電気的に中性となったペクチンが飽和溶解度以上に増加すると過剰な部分が析出し，これが溶液中の他の成分と残りの水溶性ペクチンを強い結合力で保持してゲルを作ると述べている．一方，糖は脱水剤として働き，ゲルを一定の形に保つ役目をもっている．この働きは水酸基の多い化合物でみられ，グリセリンやグリコールあるいは糖アルコールなどで代替できる．水酸基がペクチン分子の橋渡しをして安定なゲルを形成するものと考えられる．

一般にペクチンがゼリーに利用されるのは，この性質を活用したものである．

前述したように植物の中葉組織に主に存在し，細胞間の接着の役割を果たしているペクチン質は，そのコロイド性によりゼリーを形成することが

2. ゲルの形成

古くから知られていた．すなわち，ほとんどの果実に含まれているペクチンは，古くから砂糖と酸を加えて，ゲル（ゼリー，ジャム）を作るのに使われてきた．リンゴやマルメロのような果実は特に非常に優れたゼリー形成力をもつことが広く知られている．

砂糖，酸およびペクチンの熱水混合液を冷却すると，ゲルとなる．この形成過程と構成成分との関係は非常に複雑である．ゲル形成を説明するのに種々の理論が提唱されている．

ゲルの硬さは，次の要因に左右される．

① ペクチンの濃度
② ペクチンの分子量
③ ペクチンのエステル化度
④ 糖（可溶性固形物）の量
⑤ pH

以上の要因が相互に関連してペクチンゲルが形成されるが，このペクチンゲルの形成について，既に1934年にOlsenは次のような仮説を提唱している[12]．すなわち，

① ペクチンは負の親水コロイドである．
② 糖は脱水剤として作用する．
③ 水素イオンはペクチン上の負の電荷を減少させ，分子の凝集を促し，網目構造形成に作用する．
④ 脱水と沈殿の速度には平衡となる時間が必要で，平衡時にゲル強度は最大となる．

この考え方は，現在でも基本的に認められている．

ゲルの硬さに関与するペクチン分子間の架橋結合の役割は，カルボキシル基，エステル基および糖と水素イオンによって誘導される脱水と荷電の減少である．このことに関して，Owensら（1954）の説としてMatz（1962）[12]は次のように紹介している．エステル基の共鳴によるファン・デル・ワールス力（分子間引力）とイオン結合力は弱いが，分子間に作用する多くの反応基があるので，全体としてペクチン分子がゲル形成の核となっているはずである．ゲルを冷却すると，極性基間の水素結合が強くなり，非常に少

量のペクチン濃度でも固い強固なゲルとなるに十分な結合力をもたらすと考えられる．

　ゲルが形成されるためには，ペクチン分子がコロイド状に分散しなくてはならない．ゲル形成の場合に，分子はその隙間に溶液を捕捉している三次元の網目構造となる．図5.1に示したように，ペクチンの分子鎖は水溶液中では自由に伸びていて，ゾル状態にあるが，水素イオンによってペクチンの負の電荷が減少すると，自由度の少ない分子鎖となり，これに糖が脱水作用として加わり，凝集体（ゲル）を形成する．この時，ペクチン分子が短すぎると，多数の箇所で網目の連続化がとぎれ，ゲルは流動または軟化する[13]．

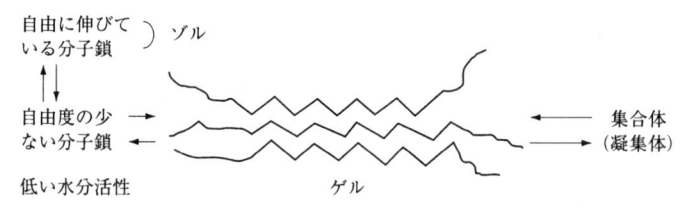

図 5.1 高メトキシルペクチンのゲル化モデル

2.2　イオン結合型ゲル

　カルシウムやマグネシウムなどの多価カチオンが遊離のカルボキシル基を通して結合し，網目構造を形成する．この型のゲルがイオン結合型のペクチンゲルである．このタイプは砂糖がなくても形成され，酸もそれほど必要としない．

　低メトキシルペクチンやペクチン酸は，ゲルを形成する場合に二重構造で対称的なエッグボックス（図5.2）のような空洞を作ると考えられている[13]．この空洞では，ポリガラクツロン酸の酸素（小さい●）がカルシウム（大きい●）の周囲をとりまく状態を形成している．しかし，よく研究されているアルギン酸の場合ほど解明されていない．なお，低メトキシルペクチンとカルシウムイオン水系でのゲルは，カルシウムが接近する鎖状のアニオン基間で架橋するイオン結合と金属イオンの配位結合であるといわれている[14),15)]．

2. ゲルの形成

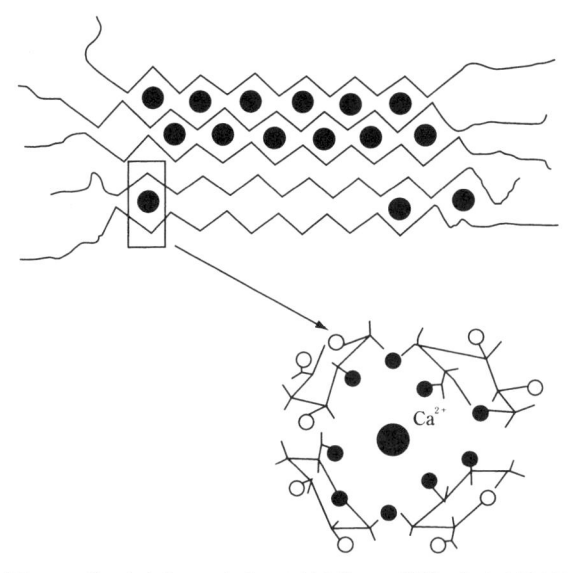

図 5.2 低メトキシルペクチンのゲル化エッグボックスモデル[13]

ペクチンによるゲル化はカラギーナンやゼラチンのゲル化とは異なる．すなわち，カラギーナンなどは二重ラセンや三重ラセン構造を形成するが，ペクチンは中性糖が立体障害を起こし，複雑な構造となる．固形分や糖含量が高いと，HMPはゲルを形成する．この場合，水の活動度が抑制されて，pHが一定の範囲に調整されると，分子の鎖を結ばないで反発し，鎖の会合能力を妨げるカルボキシル基の電離が抑えられるので凝固が起こる．鎖の積み重ねには，$-OCH_3$と電離したカルボキシル基をもつガラクツロン酸単位で参加すると考えられる．したがって鎖の積み重ねの率は，L-ラムノースのねじれによって左右されるのであろう[16]．

CrandallとWicker (1986)[17] はゲル形成の理論について次のように解説している．すなわち，ペクチンの水酸基，水および糖の間における水素結合がpHの低下によって促進されるのは，分子間静電気の反発力の減少に基づくものであるとOwensとMaClay (1946)[18] が報告しているが，それに加えてメチルエステル基間の弱いファン・デル・ワールス力がゲルの網目構造の安定化に貢献している．

Morris ら (1980)[19] はエステル化度72%のペクチンゲルの強度が8M尿素で減少することを見出し，ゲルの網目構造はタンパク質の四次構造の安定化に働く力と同様に非共有力によって安定化すると提唱している．

3. エステル化度によるペクチンの分類と性質[20-22]

ペクチンはメトキシル含量，すなわちメチル化の程度によって性質が非常に異なるので，ペクチンのエステル化度と性質との関係について述べる．カルボキシル基が全て遊離の形で存在するペクチン酸は $(C_6H_8O_6)_n$ で表わすことができ，一方，カルボキシル基が全てメチルエステルとなったものは $(C_7H_{10}O_6)_n$ となる．後者の場合，メトキシル基の比率を分子量でみると $C_7H_{10}O_6 = 190$, $OCH_3 = 31$ であるから $(31/190) \times 100 = 16.32\%$ となる．したがって，ポリウロニドのカルボキシル基がすべてメチルエステルとなったもののメトキシル基の比率は16.32%であることが理論的に求められる．このメトキシル含量の差異はペクチンがゲル化する時に大きい影響を与えるので利用面で重要である．メトキシル含量が7%を境として，それより大きいペクチンを高メトキシルペクチン（HMP；high methoxyl pectin），小さいペクチンを低メトキシルペクチン（LMP；low methoxyl pectin）と呼んでいる．

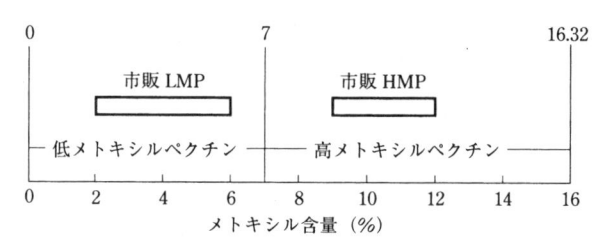

図 5.3 ペクチンのメトキシル含量と種類

ペクチンがすべてガラクツロン酸の重合体，すなわちガラクツロナンとみなした場合の理論値が16.32%であるから，それ以上メトキシル基を含むことはありえない．この関係を図5.3に示した．現在，主としてかんきつ果皮（レモン）を中心に，ビートパルプやリンゴの搾汁粕からペクチンが抽

出・精製されて，粉末として市販されている．市販ペクチンはHMPで8～11％，LMPで3～5％のメトキシル含量のものが多い．

このようにメトキシル含量（％）で表現される場合も多いが，カルボキシル基がすべてメチル基で置換されたペクチン質を100％として，それに対する当該ペクチン質のメトキシル基の充足度を百分率で表わす場合も多い．この場合はエステル化度（degree of esterification）（％）で表わされる．前者は，ペクチンとして食品加工に利用される場合に適用し，後者は植物組織のペクチン質の性質を検討する場合に用いられる場合が多い．

① 高メトキシルペクチン（HMP）

HMPはジャム，ゼリーなどの製造に用いられ，糖と酸の存在下で水素結合型のゲルを形成する．糖は主として脱水剤として作用し，酸はペクチンの遊離カルボキシル基の解離を抑えて負電荷を減少させ，これによって電気的に中和されたペクチンは溶解度が減少して析出し，その際，溶液中の残りのペクチンと強く水素結合してゲル化するといわれる．pHが低くなるゼリー調製後にペクチンが凝析して離水（離漿）現象が起こるが，この限界はpH 2.8である．また，pH 3.5以上ではカルボキシル基の解離を抑えることができず，ゲル化がむつかしい[23]．もし，カルボキシル基を完全にエステル化すれば，酸がなくても糖のみでゲル化が起こり，pH 5.8でもゲル化する[24]．糖は脱水剤として働くために，ショ糖やブドウ糖のような水溶性の低分子糖類なら何でもよい．また，グリセリン，グリコール，マルトールとかソルビトールのような多価アルコールでもゲル化する．

② 低メトキシルペクチン（LMP）

LMPは多価金属イオン（主としてカルシウムとマグネシウム）の存在下でイオン結合型のゲルを形成する．これは，LMPが遊離のカルボキシル基を分子内に多くもっているために，ペクチン分子のカルボキシル基が多価イオンによって橋渡しをされるからである．この場合，KとかNaのような一価のカチオンが共存すると架橋を妨害する．LMPはHMPとは異なり，pH 6前後で最高の粘度を示し，酸性になるに従って低下し，ことにpH 3.5以下での減少が著しい[25]．

ペクチンのメトキシル含量とゲル化に必要な糖濃度との関係を図5.4[26]に

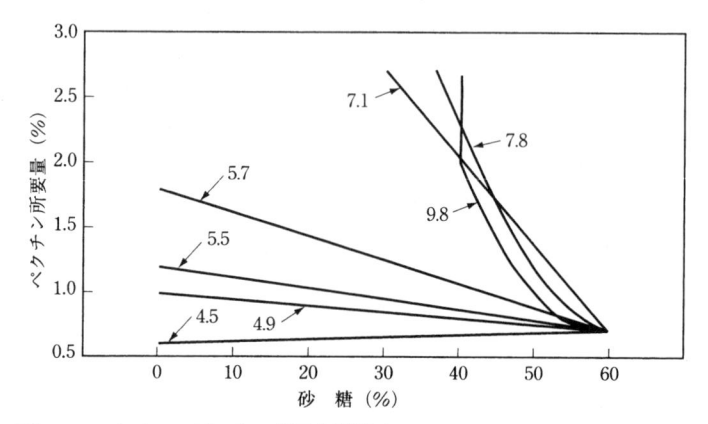

図 5.4 ペクチンのゲル化に必要な糖濃度に及ぼすメトキシル含量の影響[26]
図中の数字はメトキシル含量%.

示した．メトキシル含量が6%以下になると酸が存在しなくてもカルシウムの添加のみで凝固性を示し，さらにメトキシル含量が低下するに従って，添加すべきカルシウムの所要量は減少する．逆に一価のカチオンだけでなく，クエン酸ナトリウムや重合リン酸塩のようなキレート剤を添加すると，Ca結合が妨害されて，ゼリー形成が弱められ，温和なゼリーとなる．

3.1 高メトキシルペクチン (HMP) によるゼリー

ペクチンゼリーというと，一般にエステル化度の高いHMPを用いて作ったゼリーを指す．

好ましいゲルの硬さは，ゼリー（ジャム）が変形しないでそのままの状態を保持し，しかも，パンの上に容易に延ばすことができる十分なしなやかさを持っている必要がある．

ゲル形成の前に，ペクチン分子がコロイド状に分散しなくてはならない．したがって，プロトペクチンはそのままではゲル化に関与せず，ペクチニン酸になってはじめて作用する．

同じエステル化度であっても，前述したようにペクチン分子が短いと三次元の網目構造において，多数の箇所で連続性がとぎれるのでゲルは弱くなる．したがって，大きい分子量をもつペクチン分子ほど強いゼリー強度

を示すことになる．

　ゼリーは幅広い範囲のエステル化度をもつペクチンから作ることができるが，約50％（メトキシル含量8％）が最大のゼリー強度となる．

　一方，ほとんどのペクチンはpHが3.5以下にならないとゼリーを形成しない．pHが低くなるにつれてゼリーの硬さは増加するが，最適pHが存在する．

　砂糖はペクチンのゲル形成に不可欠で，必要な最小濃度が確保されなくてはならない．一般に65％前後が最適であるが，砂糖を他の糖質（ブドウ糖，水あめ，キシロース，オリゴ糖，糖アルコールなど）に替えても，同様なゼリーを形成する．したがって砂糖は可溶性固形物と考えても差し支えない．

3.2　低メトキシルペクチン (LMP) によるゼリー

　メトキシル含量が7％以下の低エステル化度ペクチンは少量の二価カチオンが存在すると，ペクチン分子の遊離カルボキシル基を介して二価のカチオン（Ca, Mg）が架橋してゲルを形成することができるので，固形量は極めて少なくてよい．また，このLMPは広いpH領域（例えばミルクではpH 6.5，果汁ではpH 2.5）で，ゲルを形成する[27]．

　NaやKのような一価のカチオンが共存すると，上記の二価のカチオンによる架橋が妨害される．そのために，このことを利用してゼリー化の速度を調整することができる．クエン酸ナトリウムなどの塩類が緩衝的な作用を与えるために使用される．

　しかし，このゲルは一般のゼリーやジャムとは異なっているので，別の用途に用いられる．LMPは固形量の少ないゲルとして，サラダやデザートの調製に用いられ，また，LMPの溶液に少量の塩化カルシウムを加えることにより多くの食品の表面を被覆することができる．コーティングにはスプレーする場合が多い．表面被膜は果実，肉などに有効で，魚の冷凍ヤケとかキャンデーの硬化防止に使用される．

　LMPはゼリー化に糖を必ずしも必要としないので，低カロリーのゼリー調製剤として多用されている．

4. ペクチンのゲル化に必要な条件

ここでは，ペクチンゼリーに多用されるHMPについて，ゲル化に必要な構成成分とそれらの濃度を考えてみる．ペクチンのゲル化に対しては，(1) ペクチン，(2) 酸および (3) 糖の3成分と水が必要である．この三者の関係については古くから多くの報告があるが，研究者によってかなり異なっている場合が多い．これはペクチンの質的な差異に起因していると考えられる．すなわち，ペクチンの分子量，メトキシル含量とか，さらには共存するペクチン以外の物質の影響などが考えられるが，ここでは3成分にとどめることにする．

4.1 ペクチン

他の成分が適当であると，大体0.2％から凝固し始め，0.5％前後で適当な硬さが得られるようである．しかし，1％前後が適当であるとする研究者もいる．Singh (1922)[28] は1.25〜1.50％，松本 (1955)[21] は0.25〜0.33％のペクチン濃度がゼリー化には最適であるとしているが，用いたペクチンの品質によって大いに異なっている．

各果実のペクチンが熟度と共にどのような粘度変化を示すかを調べた結果[7]によると，例えば，イチゴでは成熟するに従って水溶性ペクチンが増加し，粘度は低下してくるが，着色開始時の粘度が最も高い．成熟と共に粘度が低下する果実としては，イチゴの他に，洋ナシやオウトウ（サクランボ）があり，逆に成熟時の方が粘度が高いウメやリンゴとか，熟期によって粘度変化について一定の傾向が認められないカキとかかんきつ類がある．このように果実の種類によって一様ではないが，水溶性ペクチンが増加すると粘度が低くなる場合が多い．果実の種類が異なるとペクチンは質的に異なるのみならず，同一果実でも熟期によって大きい差があるために，同一ペクチン濃度でもゼリー強度が異なるのは当然といえよう．

樽谷 (1954)[29] は4種類の果実から調製したペクチンを用いてゼリー強度を測定し，表5.4の結果を得ている．このうち夏ミカンのペクチンが質的に最もすぐれているが，いずれの果実から得たペクチンも適当なゼリーの硬さ

表 5.4 ペクチンの種類と濃度がゼリー強度に及ぼす影響[29]

ペクチン濃度(%)	ペクチン抽出材料の種類とゼリー強度 (g/cm²)			
	夏ミカン	温州ミカン	オレンジ	リンゴ
0.25	25	21	21	18
0.50	63	43	45	38
0.75	118	90	88	72
1.00	167	113	108	98
1.25	202	176	165	132
1.50	298	242	227	190

(注) ゼリーの適当な硬さは, ゼリー強度 61～90 g/cm² である.

を与える濃度は0.5～0.8％の範囲となっている．

用いるペクチンは必ずしも同一原料から得られたものとは限らず，また抽出・精製方法によっても性質が異なってくるので，現在ではペクチンそのもののグレードを定めている．これはペクチンゲルを最適条件で標準の硬さに調製した時，ペクチンが何倍の可溶性固形物でゲル化するか，ペクチンに対する可溶性固形物比で表わしたものである．例えば，ペクチン1gに砂糖150gを加え，pH2.8～2.9としたとき標準の硬さを与えるゲルができたとすると，そのペクチンを150グレードという．

4.2 酸

ペクチンのゼリー化に直接関与しているのは酸の濃度ではなくpHである．好ましいゼリー形成に必要なpHの範囲は塩類が共存すると異なってくるが，一般に3.0前後である．しかし食味を考慮してpH 3.2～3.5としている場合が多い．pH 2.8以下でもゼリー化が起こるが貯蔵中にゼリーが劣化してくる．pH 3.1でも劣化すると指摘している場合もある．酸の添加量はクエン酸として0.3～0.5％と考えられる．かんきつペクチンを用いた場合の砂糖添加量と全酸との関係についての結果を図5.5に示した．この図から分かるように，砂糖と酸の添加量に左右され，糖が75％の時には酸は0.05％でよいが，53.5％になると1.05％必要になってくる．

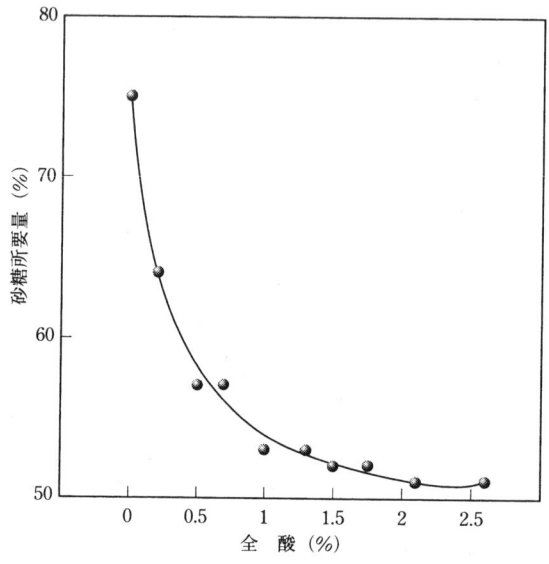

図5.5 かんきつペクチンのゼリー化に及ぼす砂糖添加量と全酸の影響

4.3 糖

ペクチンの凝固に必要な糖濃度は，ペクチン濃度とpHによって異なるが，一般に，ゼリー化には55%以上必要で，ジャム類では65%前後となっている．糖濃度が低いとゼリーの質がもろく，貯蔵中に劣化してくるので，大体62～65%の糖濃度とするのが適当であろう．

以上，ペクチンのゼリー化に必要な3成分の概要を述べたが，他の2成分を一定にした時，1成分がゼリー強度にどのように影響を与えるかを樽谷(1954)[29]が検討し，図5.6の結果を得ている．すなわち，ゼリー強度はペクチン濃度に比例してほぼ直線的に，糖濃度に対しては逆S字状にそれぞれ増大するが，酸濃度についてはある値以上になるとほぼ一定となり，ほとんど変化しないと述べている．しかし，pHが極めて低いと，製造直後は良好なゼリーを形成していても，製造後の保存期間の延長と共にゲルが劣化し，ゼリー内に保持していた水を遊離して，いわゆる，離漿(りしょう)現象が起こる．

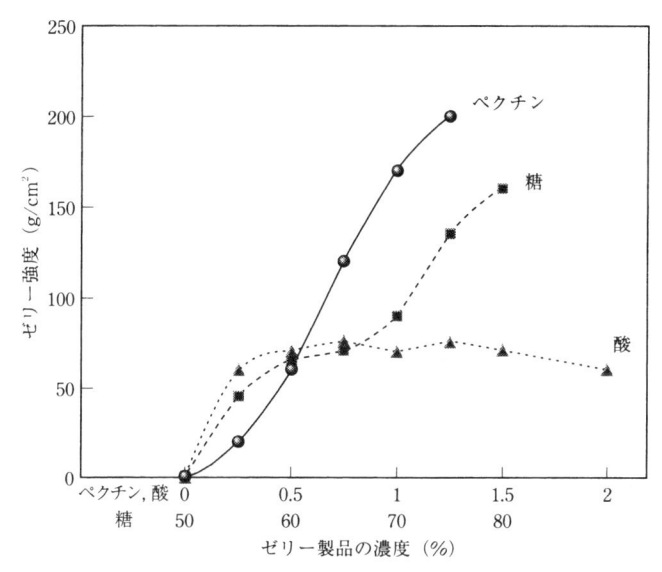

図 5.6 ゼリー強度に及ぼすペクチン，酸および糖濃度の影響[29]
　　　　標準濃度：ペクチン 0.5%, 酸 0.5%, 糖 65%.

5. ジャム類の分類と製法

　ジャム類とは，ジャム，マーマレードおよびゼリーを総称した用語である．このうち，ジャムが最も生産量も多く，ポピュラーな加工品である．ジャム類はいずれもペクチンに由来する粘性をもっている．

5.1　ジ ャ ム (Jam)

1) 沿　　革[30-32]

　ジャムという用語は，押しつぶす意味をもつ"jam"，あるいは，音を立てて嚙むという意味をもつ"champ"から転訛したものといわれる．

　今から15000〜10000年前の旧石器時代から新石器時代にかけて，野生の蜜蜂の巣から蜜を採っている絵が洞穴から発見されており，果実をつぶして，蜂蜜を入れてどろどろに煮詰めたものは有史以前から存在していたと想像される．しかし，このようなタイプのものはジャムとは言いがたいか

も知れない．

　現在のジャムに近いものとして，紀元前320年頃，古代マケドニアのアレクサンダー大王が，東方に遠征してインドを攻略し，そこから少量の砂糖（粗糖）を持ち帰り，この着色した砂糖を使ってジャムが作られ，王侯貴族が貴重品として賞味したという記録がある．ジャムが一般の家庭の食卓に出るようになったのは，砂糖が広く流通し始めた18世紀末から19世紀前半頃と思われる．

　北欧では，冬の期間が長いので，各家庭の主婦が身近な原料を使って種々の貯蔵食品を作る習慣が古くからあった．その一環として，野生のベリー類（キイチゴ，ラズベリー，カーラント類）を使ってジャムを作っていた．これが19世紀初頭のニコラ・アペールのびん・缶詰の手法の発明と共に，やがて企業化により大量生産され，商品化された．

　フランスでもほとんどの中流家庭では，原料の入手できる時期に，それを使ってジャムを煮るのが年中行事となっているが，そのルーツはミシェル・ド・ノストラダムスが1552年に出版した『化粧品・果物砂糖煮について』が発端になっているようである．この本では，ジャムの作り方を説明しており，ジャム製造法の書物としては世界最初のものと思われる．

　ロシアでは夏にイチゴ，ブドウ，リンゴなどが次々と豊富に出回るので，自家用のジャムをほとんどの家庭が庭先で作っている．ロシア人は紅茶に必ずといっていいほどジャムを入れて飲む習慣があるという．一方，ウクライナ共和国は果物が豊富であるので，ジャムやマーマレードが沢山作られる．ここでは，紅茶と共にジャムを皿に入れて出すが，紅茶に入れないで嘗めながら紅茶を飲む．

　日本にジャムが伝わったのは16世紀後半とみられるが，最初にジャムが作られたのは，明治10年，勧農局によるイチゴジャムである．企業的にわが国でジャムが作られたのは明治14年で，長野県でのイチゴジャム缶詰が最初であるといわれる．大量生産され，市販されるようになったのは明治末から大正初期である．特に，第二次大戦後のパン食の普及と共にジャムの消費も増加した．

　昭和40年代の後半から，菓子類などと共にジャムも甘味を抑えた製品が

出回るようになり，低糖化，低甘味化を反映して昭和63年にジャム類の日本農林規格（JAS）改正が行われた．可溶性固形物は従来65％以上であったが，40％以上となった．その他の改正事項として，原料や副資材の使用範囲を拡大したこと，品質の明確化を図るために果実含有率を等級に位置づけたこと，賞味期間と保存方法を表示規格の中に義務づけたことなどが挙げられる．これによって，使用できる原料は果実以外に野菜や花弁が加わり，増粘剤としてペクチン以外のゲル化剤も使用できるようにした．

このような，低糖度化の傾向は諸外国でもみられる[33]．

最近，チルドジャムや超高圧処理によるジャムが市販されるようになった．前者は糖度が低く，加熱濃縮時間が短くかつ密封後加熱しないので貯蔵性に欠けるために，低温流通商品となっており賞味期間が比較的短い．一方，後者は滅菌を超高圧処理で行い，加熱処理を伴わないために生の原料の性質が製品に残っていて，香気が保持されている．

現在では，世界各国で紅茶にジャムを入れて飲む習慣が根付いてきた．そのために，一般のジャムとは違った固形物がなく粘性の低い紅茶専用のジャム（ゼリー）が販売されている．

元来ジャム製造に適する原料は，香気に富み，適度な酸味をもち，果肉が果皮とか種子などの廃棄部分と分離しやすく，かつ，果肉が柔らかく，繊維質でない果実である．このような条件をできるだけ満たす原料が選ばれるが，現在のジャムの原料は，イチゴが主流で，リンゴ，アンズ，ブドウ，イチジクやキウイフルーツなども使われる．ベリー（イチゴ）類ではブルーベリー，ラズベリーやクランベリーがジャム用に使われる．

一方，マーマレードになるオレンジは，15世紀にバスコ・ダ・ガマがインド周航の際にイギリスに持ち帰ったものである．マーマレードというとスコットランドが本場で，イギリスでは現在でもグレープフルーツなどの果皮の苦味（ナリンギン）の残ったビタータイプの方がスイートタイプよりも好まれる．

2） 規　　格[34]

ジャム類については，日本農林規格および品質表示基準で定義づけられ

ている.

　昭和53年7月20日付の食糧新聞は，「菓子類など甘味食品は軒並み糖度を抑えた商品が数年前から多くなった．ジャム業界も糖度65％以上の製品だけでは消費者がジャム離れする恐れがあり，これをなんとか食い止めるべきとして，47〜48年にスドージャムがハーフスイート，キューピーがアヲハタ55で糖度50前後の商品開発を行い市場に出荷，定着をみている．今年から新たに雪印食品が甘さを抑えたジャムとして，明治屋MYがジャム40，ソントンがカップ詰で発売したことによって，大手は出そろった」と記載している.

　食生活の多様化に伴い，消費者ニーズが変化したために，上記記事のように，昭和50年代になって，従来のジャム類（JAS，可溶性固形物65％以上）の規格に適合しないものが多くなった．すなわち，従来使用されなかった原料を用いたジャム，低糖度のジャムなどが出回り，昭和59年，日本農林規格協会が市販品を調査した結果，糖度65％以上のものがわずか33％で，それ以下のものが67％を占めていることがわかり，JAS改正の必然性が高まった．そこで，国際規格にできるだけ近づけることを前提に，昭和63年4月20日農水省告示第524号，525号としてジャム類の日本農林規格および品質表示基準の改正が公示され，同年5月20日から施行された．現在の規

表5.5　ジャム類の規格の新旧対比

区　分	概　　要
旧規格	1. 果物を糖類と共にゼリー化するようになるまで加熱したもの及びこれにペクチン，酸味料，香料等を加えたもの 2. 糖度（可溶性固形物）は65％以上とする． 3. 糖類は砂糖，ブドウ糖，異性化糖，水あめと粉あめとする．
新規格	1. 果実，野菜又は花弁を糖類等と共にゼリー化するようになるまで加熱したもの及びこれにゲル化剤，酸味料，香料等を加えたもの 2. 糖度は40％以上とし，特級のショ糖分の規格を外した． 3. 糖類に麦芽糖，砂糖結合水あめ，異性化乳糖，パラチノース，キシロース，フラクトオリゴ糖を追加し，糖類を糖類等とした．

（注）　新規格では，果実などの含有率を重視し，輸入品にあっては原産国を表示し，あわせて製造年月日を記入することとした．また，新たに賞味期間を設け，期間が6か月以内のものは期間と保存方法の表示をすることとした．

格と表示基準の概要は表5.5に示したとおりである．

表に示したように，旧規格では，① 原料として果実に限定されていたが，これに野菜または花弁を追加して範囲を広げ，② ゼリー化に使う粘性物質はペクチンであったが，これを拡大して，ゲル化剤としてペクチン以外の粘性物質も使用できるようになった．さらに，③ 低糖に移行している現状をふまえて，糖度（可溶性固形物）濃度を65％以上から25％下げて，40％以上とし，④ 糖類の範囲も拡大して，糖類等として麦芽糖，砂糖結合水あめ，異性化乳糖，パラチノース，キシロース，フラクトオリゴ糖を追加した．

このように，規格改正によって，原料や副資材の使用範囲が広がったために，JASに適合するジャム製品の内容が多岐に渡って変化してきた．

なお，農林規格に使われているジャム類の用語とその定義は以下のとおりである．

○ジャム：ジャム類のうちマーマレード以外のものをいう．
○マーマレード：ジャム類のうち，かんきつ果実を原料とし，かんきつの果皮が認められるものをいう．
○ゼリー：ジャム類のうち，果実等の搾汁を原料としたものをいう．
○プレザーブスタイル：イチゴなどのベリー類を原料とする場合には全形の果実，それ以外の果実等では5mm以上の厚さの果肉片を原料とし，原形を保持するようにしたものをいう．
○ミックスジャム：この用語を削除し，表示の品名の順に定義づけた．
○果実等含有率：原料として使用した果実等及びその搾汁の重量の製品の重量に対する割合をいう．但し，果実固有の果皮率を超えて果皮を加えたマーマレードでは超過果皮重は除く．

また，上記以外の果実ペクチンの粘性を利用したジャム類および関連食品の簡単な一般的な説明を次に示す．

○果実ゼリー（fruit jelly）

果汁を主原料とし，ペクチンと砂糖および有機酸を適宜加えて作ったゼリーをいい，必要に応じてフレーバーも加えられる．一般に，濃縮果汁を使うが，製品の品質を均一化するためにペクチンを予め除いて連続式ゼリ

ー製造法で調製する場合が多い．広くは，ゼラチンや寒天ゼリーに果実フレーバーを添加したものも果実ゼリーという．

○果実ソース（fruit sauce）

繊維が少なく，酸味と鮮やかな色に富む果実類（例えば，アンズ，イチゴ，モモ，サクランボなど）を原料とし，裏ごしした後，砂糖と有機酸で味を調整してから，コーンスターチでとろみをつけて仕上げたソースである．すでにジャムになったものを材料としたり，キルシュ（サクランボのブランデー）で風味をつけることも多い．甘味菓子や冷菓に使われる．

○果実バター（fruit butter）

果実を剥皮し，種子を除いた果肉を細切し，少量の水を加えて十分加熱してから，裏ごし器または，パルパーフィニッシャーでパルプを分離する．このパルプに砂糖を加えて煮詰めながら，ゲル化剤，色素，香料などを適量添加して65～66％糖度としたフルーツペーストを，一般にフルーツバターと呼んでいる．アップル，ピーチやプルーンバターなど種々の種類がある．

○ジャム（jam）

一般に，ジャムとは果肉を糖類と共に形を残すことなく，適当な濃度にまで煮詰めたものをいう．しかし，わが国では破砕した果肉を原料としたジャムをすりジャム，果実の形や組織の残っているプレザーブスタイルを単にジャムという場合が多い．また，ジャム，マーマレードおよびゼリーを併せてジャム類という．

○バラジャム（rose jam）

元来，バラの花びらはジャムの原料となる性質をもっていないので，ペクチンと糖と酸でゼリーを作っておき，これに砂糖液で処理したバラの花びらを加えて作る．一種のプレザーブであるが，改正後のJASには適合する．

○プレザーブ（preserves）

本来，ジャムは果肉をすりつぶした「すりジャム」のことをいうが，果実の形を留めたジャムを特にプレザーブあるいはプレザーブスタイルという．JAS表示では「イチゴジャム」（プレザーブ）と記載するようになってい

る．

○ミックスジャム（mixed jam）

2種類以上の果実などの原料を使って製造したジャムをいう．JASの表示では，果実のみは「果実」，野菜のみは「野菜」の文字の次に（　）を付し，当該原料の多いものから順に記載する．

ジャム類のJAS表示を表5.6に示した．容器容積に占める内容物の割合は85％以上である必要があり，一括表示する項目として輸入品は原産国名の表示が義務づけられている．

表5.6　ジャム類のJASに基づく内容量と条件

該当品	内　容　量（g, kg）	条　　件
ジャム マーマレード ゼリー	表示重量に適合していること． 容器容積の85％以上であること． 小売用では容器（50g以上）の 内容積の85％以上であること．	次の事項を一括表示すること． 品名，原材料名，内容量，製造 年月日（輸入品は輸入年月日で もよい），製造者又は販売者名 （輸入業者名），住所（輸入品は 原産国名）

また，ジャム類の品位の基準は表5.7のようになっており，特級と標準との区別は評価点によって等級分けしている．

表5.7　ジャム類の品位基準

区　分	品　位　基　準
特　級	評価の平均点が4.0以上で，2点又は1点がないこと
標　準	評価の平均点が3.0以上で，1点がないこと

この品質評価に当っては，単独の果実を用いたジャム類（表5.8参照）と複数の果実を使ったジャムでは異なっている．すなわち，ジャム類の中に含まれる果実の含有量が特級と標準で異なり，当然のことながら特級の方が含有率が10％以上高くなっている．

複数の果実を使用したものでは，①「いちごミックスジャム」というように，商品名に果実を明記する場合には，その果実が60％以上含まれるこ

表5.8 単独の果実等を使用したジャム類の品質（含有率）

区　分	果実等の種類	特　級	基準値
ジャム・ゼリー	イチゴ，リンゴなど	45％以上	33％以上
	イチゴ以外のベリー類（アンズ，バラ，マルメロ）	35％以上	25％以上
	ショウガ	25％以上	15％以上
	カシューアップル	23％以上	16％以上
	パッションフルーツ	8％以上	6％以上
マーマレード	かんきつ類	20％以上	

と，②「ミックスジャムいちご入り」と表示する場合には，その果実が30％以上，60％未満含まれていることとなっている．

ちなみに，ジャムおよびマーマレードの輸出内容基準は，① 色沢が良好で，固有の香味を持ち，粘稠度が適当であること，② 必要な果形を保持していること，③ マーマレードにあっては，硬軟の程度がおおむね適当な果皮がゼリー中に均一に入っており，かつ，その量が適量であること，④ 夾雑物および異種物がないこと，⑤ 缶入りは内面塗装であること，⑥ 内容量は5号缶では370g，びん300号では350g，200号では200gとなっている．

なお，ジャムの表示の一例を「いちごジャム」を例として示すと，下記のようになる．

```
品　　　　名    いちごジャム
原　材　料　名   いちご，ペクチン，クエン酸
内　　容　　量   150g
製　造　年　月　日  2000.5.1
賞　味　期　間   製造日より60日間
保　存　方　法   開封前は直射日光をさけ，常温で保存
製　　造　　者   平成食品株式会社
              広島市大田区西城町 2-35
```

3) ジャムの条件

ジャムの原料となる果実は，ペクチンに富み，酸を多く含むものがよい．このペクチンは果実の細胞壁や中葉組織（細胞同士を結合している組織）に多

く含まれるが，果実の種類によって含量や性質が異なる．ペクチンを多く含む果実としては，かんきつ類，リンゴ，イチジク，モモ，ブドウ，アンズ，ブルーベリーなどを挙げることができる．したがって，ジャムの原料としてこれらの果実が用いられることが多い．

ジャムの粘性はペクチン，酸および糖の三者の量と配合バランスによって決まる．一般に，ペクチンは0.5〜1.0%，酸（クエン酸とリンゴ酸が多い）は0.5%前後，糖（砂糖，糖アルコール，水あめなど）は60%前後の濃度のゼリーがジャムの粘性に適正な値とされている．ただし，酸は添加量そのものではなく，pHによってペクチンゼリーの強度が左右され，pH 2.8〜3.3前後が望ましい[35]．

一般の果実には，これらの条件を満たすものはなく，たとえペクチンと酸が適正範囲に存在していても，糖は濃縮（煮詰め）するか，あるいは外部から添加して高める必要がある．ジャム製造に当っては，糖を加えて煮詰めるのが普通である．したがって，使用する果実の3要素の不足要素を外部から添加して補充する．ゼリーの形成条件を満たしておれば，果実を全く使用しなくても，ペクチンゼリーを作ることができる．

NickersonとRonsivalli (1976)[36]によると，果実の種類によって酸を添加する量が異なり，ブラックベリーではpH2.9〜3.2，クランベリーではpH3.0〜3.2，イチゴではpH3.3が良好であるという．

4) ジャムの原材料

① イチゴ

従来，イチゴの収穫最盛期にジャムが作られていたが，現在は，原料を急速凍結して貯蔵し，需要期に応じて製造する方法が一般的となった．これは，冷凍保存技術が高度になり，鮮度，色沢，香味が良好に保持できるようになったためである．

イチゴジャム用の品種としては次のようなものを挙げることができる．

(a) アメリカ種（マーシャル）

プレザーブスタイルの原料としてはほとんどがこの品種である．西日本でジャム専用品種として契約栽培されている．

(b) 宝交種

生食用であるが，製品の色沢がよいので広く使われている．

(c) ダナー

以前は関東地方で広く栽培されていたが，減少している．

(d) 女　峰

ダナーに代わる品種として，普及している．生食用であるが，ジャムへの適性もある．

(e) とよのか

生食用品種である．「春の香」に代わって栽培されるようになった品種である．

② かんきつ類

主として，マーマレードの原料として使用される．

品種としては，夏ミカン，ネーブルオレンジ，冬ダイダイおよびイヨカンなどがある．最近では，バレンシアオレンジ，レモンとかグレープフルーツなども使われている．

③ リンゴ

紅玉，国光，ふじとゴールデンデリシャスが主体である．

④ アンズ

新潟大実と平和号が主体である．長野県が全国生産の8割を占めている．

⑤ ブルーベリー（ツツジ科）

野性的な甘味と酸味が融和したジャムである．野生種と栽培種の2品種がある．

⑥ ラズベリー（バラ科）

キイチゴの類で，独特の甘酸っぱい味とプチプチした歯触りがユニークである．

⑦ クランベリー（ツツジ科）

かすかな渋味と少ない甘味が大人の味といえる．

5) ジャムの成分

5種類のジャムの一般成分を表 5.9[37] に示した．当然のことながら，主成分は糖質で，全体のほぼ3分の2 (65～72%) を占めていて，水分は約25～32%である．糖分と水分以外はいずれも微量で，ほとんどの場合1%以下の値であるが，ブドウのタンパク質のみが例外的に1.9%の値を示している．脂質，繊維，灰分はいずれのジャムもほとんど差異はないが，リンゴジャムは他のジャムに比べて3～10倍の鉄を含み，カリウムはマーマレードに最も多い．ビタミンAはアンズジャムとマーマレードにのみ含まれ，ビタミンCはイチゴジャムに多く (20mg/100g)，マーマレードにも若干 (7mg/100g) 含まれる．

表 5.9 ジャムの一般成分（100g 当り g, 無機質は mg/100g）[37]

品名	kcal	水分	タンパク	脂肪	糖質	繊維	灰分	Ca	Fe	K	A (IU)	C (mg)	DF
アンズジャム	259	32.9	0.3	0.1	65.8	0.7	0.2	10	0.4	80	95	0	―
イチゴジャム	264	31.5	0.5	0.1	67.0	0.6	0.3	11	0.4	80	0	20	―
マーマレード	262	32.2	0.3	0.2	66.5	0.6	0.2	17	0.2	160	33	7	―
ブドウジャム	289	24.8	1.9	0.1	72.3	0.6	0.2	10	0.6	95	0	0	―
リンゴジャム	271	29.8	0.4	0.1	68.8	0.6	0.2	16	2.1	40	0	0	―

A：ビタミンA効力，C：ビタミンC，FD：食物繊維．

6) ジャムの副資材

① 糖 類

(a) 砂 糖

ジャムにはグラニュー糖や上白糖がよく使われる．特に高品質のジャムの製造にはグラニュー糖を用いる．これは，甘味に癖のないことにもよるが，還元糖が含まれないので，アミノ酸とのアミノ-カルボニル反応が起こりにくく，製品の色調が良いことも使用される大きな要因である．

(b) 水 あ め

甘味は砂糖の約半分であるが，砂糖に比べてやや粘度とこく味がある．

(c) ブドウ糖

甘味は砂糖の60%程度あるが，清涼感がある．液体と固形がある．分子

量がショ糖に比べて約半分であるので，同一濃度であると約2倍の浸透圧をもつ．そのために水分活性が低くなり，甘味の少ない日持ちのする製品を作ることができる．しかし，ブドウ糖は還元力をもつので，アミノ酸やタンパク質が共存すると，アミノ-カルボニル反応を起こして褐変しやすい欠点をもつ．

　(d)　糖アルコール

　糖質を還元した構造をもち，ほかの物質との反応性に乏しく，甘味は低く，難消化性のために低カロリージャムによく使われる．ブドウ糖を還元したソルビトール（ソルビット）や麦芽糖を還元したマルチトール（マルチット）などがある．糖アルコールを摂取した経験の乏しい人は，一度に大量（5g以上）摂取すると下痢を起こす場合があるので注意をする必要がある．

　(e)　そ の 他

　麦芽糖，フラクトオリゴ糖とかショ糖結合水あめなどの多糖類もジャムに使用される場合がある．

② 増 粘 剤

　(a)　ペクチン

　かんきつ果皮（主にレモン），ビートパルプ，リンゴ搾汁粕などから得られたペクチンが市販されている．ペクチンには高メトキシルペクチン（HMP）と低メトキシルペクチン（LMP）があり，一般のジャムにはもっぱらHMPが使用される．

　ちなみに，FAO/WHO 食品添加物合同委員会によって設定された ADI (acceptable daily intake，1日摂取許容量) (mg/kg/day) は，ペクチン，寒天，グアーガムとローカストビーンガムの増粘剤についての値はなく，使用制限なしとなっている．

　ゼリー形成に関与するのは，ペクチン質のうち主に水溶性画分であるが，ここでは全ペクチン質（ガラクツロン酸として）含量の一例を表5.10に示した．

　ゲル化剤としてのペクチンは，構成する結合鎖の主要部分はガラクツロン酸で，一部，部分的に中性糖が結合していることが知られている．この結合鎖の長さ，すなわち，重合度が分子量を支配し，ガラクツロン酸の一

部あるいは大部分はメチルエステル化され，ペクチンの起源によってペクチン中での中性糖の比率が異なる．これらの種々の要因と組合せにより，他の条件が同じであれば，ペクチンのゼリー形成力が異なってくる．

ゼリー形成の点から，ペクチンをエステル化度によりHMP（エステル化度60％以上）とLMP（エステル化度20～40％）に分けている．HMPがゼリーを形成するには，可溶性固形物（一般に糖）と酸の共存が必要で，エステル化度が高くなるほどセット速度（ゲル化温度）が大きくなる．一方，LMPはカルシウムイオンと反応してゲルを形成する．LMPの場合，ゲル形成において酸度や糖度の関与は少ないが，糖度が25％以下やpH 4.0以上では安定性に欠けるようになり，このような条件ではカラギーナンの方が良い場合が多い．

表5.10 数種果実・野菜のペクチン含量

種　　類	％（生果）
イチゴ（宝交早生）	0.63
イチジク（ドーフィン）	1.12
キウイフルーツ	0.89
ブドウ（キャンベル）	0.31
リンゴ（スターキング）	0.52
モモ（エルバータ）	0.44
和ナシ	0.1 ～0.2
ニンジン	0.67～1.4
カブ	0.56
トマト	0.1 ～0.4
カボチャ	0.5 ～1.2

　(b)　カラギーナン[38]

紅藻類（アマノリ，テングサ，フノリなど）から抽出したもので，果実や野菜の無機質と作用してゼリー化する．最近の健康志向により誕生した野菜ジャムに適したゼリー化剤である．

　③　酸

果実内に含まれる酸が不足する場合には，清涼感があってくせがないために，主としてクエン酸が使われる．リンゴ酸を用いる場合もある．

　④　容　　器

ガラスびんが主体であるが，食缶，カップ詰，アルミ缶入り，チューブ入り，アセプティックポーション容器，ポリ袋など種々の包装形態がみられる．

ガラスびんの個装単位も450gとか500gの大きい容器は昭和50年代の前半には徐々に少なくなり，最近は核家族化が益々進み，一家族当りの1回の

消費量が少なくなったので，ジャム類の包装容器は消費しやすい小容量単位となり 160〜200 g が主流のようである．

7) ジャムの製法と製造例

元来ジャムは HMP を使用し，糖度 65% 以上のものであったが，LMP による低糖度ジャムも市販されるようになった．

① 配合例

市販ジャムの製造における原材料配合割合と出来上がり製品の一例[35]を表 5.11 に示した．表に示したように，一般のジャムは HMP を増粘剤として使用するが，低糖濃度のジャムには LMP が使用されるようになった．

表 5.11 HMP および LMP によるイチゴジャムの配合と製品例[35]

材料・製品	一般	低糖度
(材　料)		
イチゴ (冷凍, Bx 17)	490.9 g	0
イチゴ (生, Bx 10)	0	400 g
HMP	3.5	0
LMP	0	5.5
砂糖	579.5	510
水	57.1	200
クエン酸 (50%)	3.6 mL	2.5 mL
(製　品)		
出来上がり量	1 kg	1 kg
最終可溶性固形物	67%	55%
最終 pH	3.1	3.4

従来はジャム製造における糖の種類はもっぱらショ糖（砂糖）で，それを他の糖に代える目的は，アミノ-カルボニル反応に関係する還元性のある糖の使用を避けることである．そこで，ゼリー形成において脱水作用を持つ可溶性固形物として糖アルコールが検討された．しかし，最近は低糖，低カロリー化を反映して，難消化性である糖類あるいは糖関連物質が検討されている．

このようなことから，ショ糖に代えて糖アルコールをジャムの製造に利

用する試みは比較的以前から報告が見られる．例えば，川端ら[39]のLMPを使ったゼリーの調製において，ゼリー中のキシリトールとソルビトールの濃度を上げてもゼリー強度が変化しないという報告がある．

HyvonenとToma[40]は，低糖濃度のイチゴジャムをLMPを用いて製造する場合の可溶性固形物として，種々の糖類や糖アルコールあるいは人工甘味料の添加について検討している．彼らによると，一般にソルビトール添加ジャムは他の条件が同一であってもゼリーが軟らかく，30％濃度のキシリトールやマルトデキストリン添加ジャムは明らかに色調が劣り，黒ずんだ色となったという．

一方，Andress[41]は添加する糖の種類と香気との関係を検討して，HFCFはゼリー，ジャムおよびプレザーブの香気保持を改良すると述べている．

低糖度のジャムの製造においてはLMPを使用するが，糖類の種類やカルシウム添加の有無などについて種々検討されている．

② ジャムの製造実施例[42,43]

ジャムを形成するために必要な3要素としては，ペクチン，酸（pH）および糖（可溶性固形物）が知られているので，果実や野菜を用いなくても上記の構成成分だけでゼリーを作ることができる．一般には，主として果実が用いられるが，ゼリー形成に必要な3要素成分を含んでいても標準的なゼリー形成に必要な濃度をもっている果実は皆無であるので，不足する要素（成分）を補充して製造している．ジャム原料としての果実（野菜）は，ジャム製造後もある程度残存する好ましい香気を持っていること，熱に比較的安定な色素（主に赤系統）を含んでいることの2点が不可欠である．ゼリー形成に必要なペクチン，糖および酸をある程度含んでいることが望ましいが必須条件ではない．不足する成分は外部から補えば，満足するゼリーを作ることができる．

一般には，ジャムの原料としてはイチゴが最も多く，リンゴ，ブルーベリー，イチジク，アンズ，ブドウなど種々の果実類が採用されている．ここでは，代表的なイチゴ，リンゴおよびイチジクを原料としたジャムの製造例を紹介する．

［１］イチゴジャム

　ジャムの原料としては，香気，色調や肉質などからイチゴが適しているために，日本のみならず世界的にも生産量が最も多い．ここでは，このイチゴ「宝交早生」を原料としてプレザーブタイプのジャムを製造した時の実施例を示す．

　① 原　　料

　用いた原料イチゴのへたを取り除いた可食部の歩留まりは93.5％，果肉の糖度は9.5％，酸含量（クエン酸換算）は0.71％であった．

　② 製造方法（実施例）

　(a)　前処理

　収穫当日直ちにジャム製造を行う場合や冷凍イチゴを解凍して使用する場合は不要であるが，原料が少しずつ搬入され，まとめて製造する場合は貯蔵しておく必要がある．イチゴ果肉（へた取りイチゴ）20 kgを用いて糖を添加して冷蔵した一例を図5.7に示した．

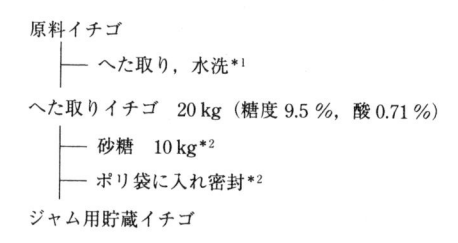

```
原料イチゴ
  ├── へた取り，水洗*1
へた取りイチゴ　20 kg（糖度 9.5 %，酸 0.71 %）
  ├── 砂糖　10 kg*2
  ├── ポリ袋に入れ密封*2
ジャム用貯蔵イチゴ
```

図 5.7　ジャム用イチゴ一時貯蔵の例

*1　へた取り後，緑色をしたがく片の切れ端は水洗して除くこと．ジャムに入ると製品中で黒色片となって残る．
*2　砂糖をへた取りイチゴの50〜60％程度添加し，全体を押しつけて，表面に薄いポリシートを空気が入らぬように敷いて冷蔵（3〜5℃）する．1〜2週間は貯蔵できる．糖の添加量が多過ぎると果実が収縮して果肉の硬いジャムができる．凍結しておくと長期貯蔵が可能である．

　(b)　製　　造

　最終製品の目標値は，糖度62％，酸0.5％，ペクチン0.5％で，煮詰め歩留りを90％とするプレザーブスタイルとした．この目標値となるように，砂糖，ペクチンおよびクエン酸を添加してイチゴジャムを製造した一例を

図5.8に示した．

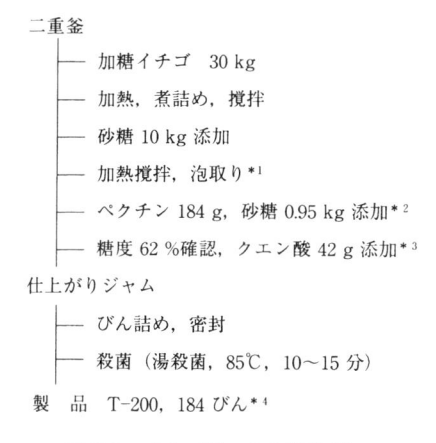

```
二重釜
 ├── 加糖イチゴ 30 kg
 ├── 加熱，煮詰め，撹拌
 ├── 砂糖 10 kg 添加
 ├── 加熱撹拌，泡取り*1
 ├── ペクチン 184 g，砂糖 0.95 kg 添加*2
 └── 糖度 62％確認，クエン酸 42 g 添加*3
仕上がりジャム
 ├── びん詰め，密封
 ├── 殺菌（湯殺菌，85℃，10～15 分）
 製　品　T-200，184 びん*4
```

図 5.8 イチゴジャムの製造例

*1　加熱を止めても泡が消えなくなったら，1 か所に集め，ジャムが入らぬようにすくい取る．この泡は製品に入ると 1 年後も消えずに残る．
*2　ペクチンに砂糖を混合して添加すると溶けやすい．
*3　クエン酸はびん詰め直前に加える．クエン酸添加後，加熱を続けると砂糖が分解（転化）して，アミノ–カルボニル反応が起こりやすく，褐変する．
*4　理論的には 184 びんであるが，びんへの過量や製造時のロスなどから，15％前後少ない 160 びん程度となる．

③　計　算

製造に先立って，製品糖度 62％，酸含量 0.50％，ペクチン含量 0.50％として，それぞれの添加量を以下のように計算した．

○砂糖添加量（最終糖濃度を 62％として）

　添加砂糖量を x kg とすると

$$\frac{20 \times 0.095 + 10 + x}{(20 + 10 + x) \times 0.9} = 0.62 \qquad x = 10.95 \text{kg}$$

酸は糖に比較して極めて少ないので無視して計算しても大きい誤りはない．

○酸添加量（最終酸濃度を 0.50％として）

　添加する酸（クエン酸）量を y g とすると

$$\frac{20 \times 0.0071 + y}{(20 + 10 + 10.95) \times 0.9} = 0.005 \qquad y = 42.3\,\mathrm{g}$$

○ペクチン（最終製品のペクチン濃度を0.50%として）

最終製品の重量は $(20 + 10 + 10.95) \times 0.9 = 36.86\,\mathrm{kg}$ であるから，$36.86 \times 0.005 = 0.184$ となり，プレザーブスタイルの場合には果肉中のペクチンは果肉内に大半が留まり，ゼリー形成にほとんど関与しないとみなすと，ペクチン添加量は184gとなる．

[2] リンゴジャム

紅玉種のリンゴを用いて，プレザーブスタイルのリンゴジャムを製造した時の実施例を示す．

① 原　　料

使用した原料リンゴの果肉率は83.4%，糖濃度は12.8%，酸（リンゴ酸換算）含量は0.52%であった．

② 製造方法（実施例）

製品の糖度60%，酸含量0.50%，ペクチン含量0.5%で，煮詰め歩留り90%を目標としたプレザーブスタイルのリンゴジャム製造の実施例を図5.9に示した．

③ 計算と配合

実施例の項で述べたように，最終製品の糖度60%，酸0.50%，ペクチン添加量0.2%，煮詰め歩留り90%を前提として，添加する砂糖，クエン酸およびペクチン量を計算すると以下のようになる．ただし，この場合はリンゴ由来のペクチンが最終製品濃度の0.3%に相当する量だけゼリー形成に関与するとして計算した．

(a) 計　算

原料リンゴ20kgを使用する．果肉は $20\,\mathrm{kg} \times 0.834 = 16.7\,\mathrm{kg}$，搾汁（色素抽出液）は5.0kgで，その糖度は6%，酸は0.25%であった．

○糖（リンゴの糖度12.8%，ジャムの糖度60%）

添加砂糖量を $x\,\mathrm{kg}$ とすると

5. ジャム類の分類と製法

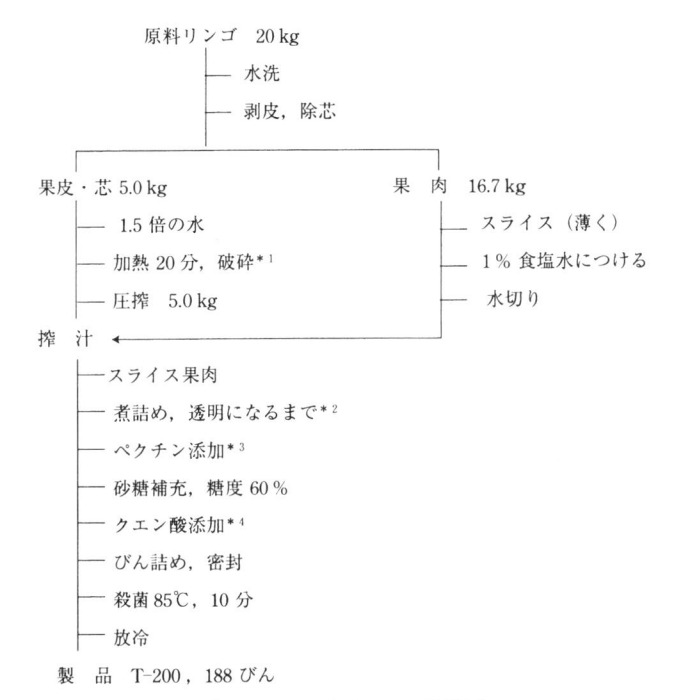

```
原料リンゴ 20 kg
  ├─ 水洗
  ├─ 剥皮，除芯
  │
  ┌──────────────┴──────────────┐
果皮・芯 5.0 kg              果肉 16.7 kg
  ├─ 1.5 倍の水                  ├─ スライス（薄く）
  ├─ 加熱 20 分，破砕*1           ├─ 1 % 食塩水につける
  ├─ 圧搾 5.0 kg                 ├─ 水切り
搾 汁 ←
  ├─ スライス果肉
  ├─ 煮詰め，透明になるまで*2
  ├─ ペクチン添加*3
  ├─ 砂糖補充，糖度 60 %
  ├─ クエン酸添加*4
  ├─ びん詰め，密封
  ├─ 殺菌 85℃，10 分
  ├─ 放冷
製 品 T-200，188 びん
```

図 5.9 リンゴジャムの製造例

*1 果皮の色素（アントシアン）が溶出して赤い液となり，果皮は退色する．
*2 果肉の気体が熱水と置換するために気泡が多く出てくる．組織が透明になるまで加熱を続ける．
*3 ペクチンは砂糖とよく混合してから，少しずつ加える．直接加えると"だま"になる．
*4 クエン酸は最後に加える．加えてからよく混ぜるとアントシアン色素の酸性に伴い赤色が強くなる．

$$\frac{16.7 \times 0.128 + 5 \times 0.06 + x}{(16.7 + 5 + x) \times 0.9} = 0.60 \qquad x = 20.17 \text{kg}$$

○酸（リンゴ酸 0.520 %，ジャムの酸 0.500 %）

添加クエン酸量を y kg とすると

$$\frac{16.7 \times 0.0052 + 5 \times 0.0025 + y}{(16.7 + 5 + 20.2) \times 0.9} = 0.005 \qquad y = 0.110 \text{kg}$$

○ペクチン（ジャムの0.2％添加）

　最終製品の重量は $(16.7＋5＋20.2)×0.9＝41.9\,\mathrm{kg}$ であるから，ペクチン添加量は $41.9×0.002＝0.0838$，すなわち $83.8\,\mathrm{g}$ となる．

　組織を残したプレザーブスタイル（スライス組織）の場合には，ペクチンを添加する方が製造しやすいが，すりジャムの場合には必要がない．

(b)　製　　品

○200g入りガラスびんを用いた場合

　$41.9/0.2＝209.5$，すなわち209びんとなるが，二重釜への付着，びん充填時のロス，破損などが10％あるものと仮定すると，188びん前後となる．

○300g入りガラスびんを用いた場合

　$41.9/0.3＝139.7$，すなわち140びんとなるが，上記同様に考えると，126びん前後となる．

［注］
1) 組織を保持した方が味，香りとも良好なジャムに仕上がる．細胞内の香味の損失が少ないためである．
2) 酸の添加は加熱終了直前がよい．最初から添加すると，ショ糖の転化が起こり，アミノ-カルボニル反応により褐変化しやすい．

［3］イチジクジャム

　古くからイチジクはペクチン含量が高く，ゼリー化しやすいことが知られていた．しかし，果実に特有の癖のあるにおいがあり万人向きではないこと，また果肉にはほとんど色素が含まれないために，主要なジャム原料とはなっていない．ここでは，果皮からアントシアニン系色素を抽出して着色するジャムの製造方法を紹介する．現在，市販されていないが製品の色調は良好である．特に，収穫最盛期を過ぎ果皮が紫色に強く着色した果実では，果皮の色素含量が高く鮮やかな赤色のジャムとなる．

① 原　　料

　10月22日に搬入したマスイドーフィン種を用いた．このイチジクは，成熟促進のために油処理をしており，完熟果が開口していなかった．果実は大きく50～60gで，果皮は紫色を呈していた．果肉はBx 15.0，酸（クエン酸

5. ジャム類の分類と製法

換算）0.244％であった．

② 製　　造

(a)　果皮より色素の抽出

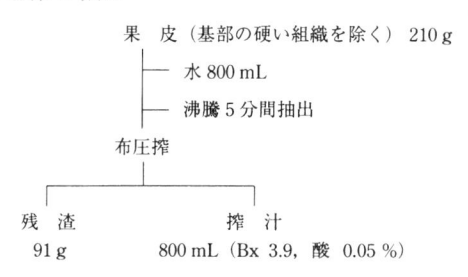

```
果　皮（基部の硬い組織を除く）　210 g
  ├─ 水 800 mL
  ├─ 沸騰 5 分間抽出
  布圧搾
  ├────────────────┐
 残渣            搾汁
 91 g          800 mL（Bx 3.9, 酸 0.05 %）
```

図 **5.10**　イチジク果皮からジャム用色素抽出例

(b)　ジャムの製造

最終製品の目標値と副資材添加量の計算を次に示す．

(1) 最終目標；糖度60％，酸0.50％，ペクチンはイチジク中のもの．
(2) 計　算

　〇砂糖添加量

　　$(240 + 31.5 + x) / [(800 + 1600 + x) \times 0.9] = 0.6$　　　$x = 2.227$ kg

　〇クエン酸添加量

　食品添加物としてのクエン酸は一般に水分子を1分子含むので，必要量に1.094の係数を乗じて算出する．

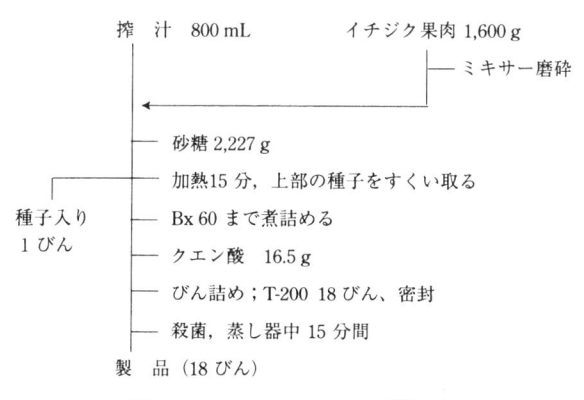

```
搾　汁　800 mL          イチジク果肉 1,600 g
                          ├─ ミキサー磨砕
  ◄─────────────────────┘
  ├─ 砂糖 2,227 g
  ├─ 加熱15 分，上部の種子をすくい取る
  ├─ Bx 60 まで煮詰める
  ├─ クエン酸 16.5 g
  ├─ びん詰め；T-200 18 びん、密封
  ├─ 殺菌，蒸し器中 15 分間
  製　品（18 びん）
種子入り 1 びん
```

図 **5.11**　イチジクジャムの製造例

$(3.9 + 0.4 + y)/4164 = 0.005 \qquad y = 16.5\,\mathrm{g}$

(3) 実施例

イチジクジャム製造の実施例を図5.11に示した．

5.2　マーマレード（Marmalade）

ここでは夏ミカンマーマレードの製造例を示す．かんきつ類のうち，ナリンギンの苦味を持つ果皮の性質が夏ミカンと類似しているものにはグレープフルーツ，ブンタン類およびハッサクがある．これらのかんきつ果皮を原料に用いる場合には，予めスライスした切片から熱湯などでナリンギンを溶出させる必要がある．

1）原　　料

ここに用いた原料夏ミカン果実のマーマレード製造に関係する項目の測定値は次のとおりであった．すなわち，果皮率36.1％，果肉率53.8％，糖度8.3％，酸含量（クエン酸換算）2.05％．

2）製造方法（例）

夏ミカンマーマレードの最終製品の目標値として，糖度62％，酸1.0％（0.5％が望ましい），ペクチン0.4％（添加），煮詰め歩留り90％とした場合の製造例を図5.12に示した．

3）そ の 他

（1）夏ミカンの苦味はナリンギンである．ナリンギンは冷水にはほとんど溶けないが熱水にはよく溶ける．60℃以上の温度の湯になると溶けやすい．

（2）市販のペクチンを用いないで夏ミカンから次のようにしてペクチンを抽出することができる．

① 余った果皮，じょうのうや搾汁粕を集めて，細切する．多量の水の中に入れて90℃前後まで加熱する．10分程度保ち，水替えをする．もう一度繰り返して，苦味を抜く．

5. ジャム類の分類と製法

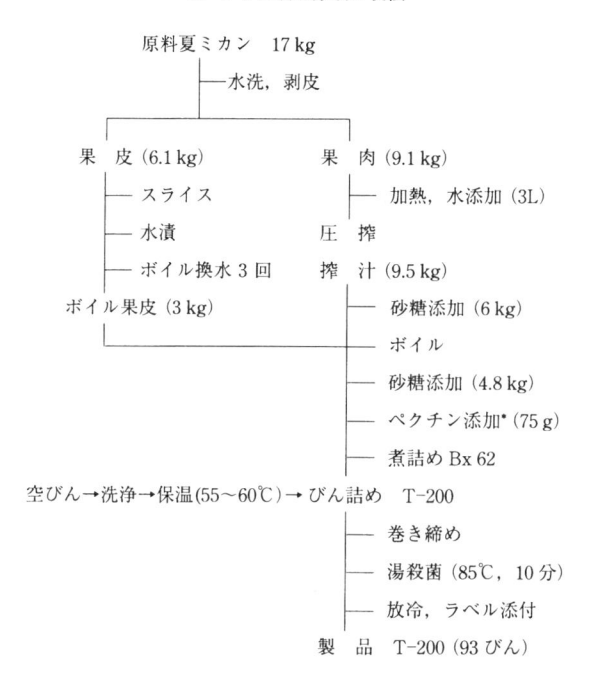

```
原料夏ミカン  17 kg
    ├─ 水洗, 剥皮
    │
    ├──────────────┐
 果 皮 (6.1 kg)   果 肉 (9.1 kg)
    ├─ スライス      ├─ 加熱, 水添加 (3L)
    ├─ 水漬          │  圧 搾
    ├─ ボイル換水3回  搾 汁 (9.5 kg)
 ボイル果皮 (3 kg)   ├─ 砂糖添加 (6 kg)
    │                ├─ ボイル
    │                ├─ 砂糖添加 (4.8 kg)
    │                ├─ ペクチン添加* (75 g)
    │                ├─ 煮詰め Bx 62
空びん→洗浄→保温(55〜60℃)→びん詰め  T-200
                     ├─ 巻き締め
                     ├─ 湯殺菌 (85℃, 10分)
                     ├─ 放冷, ラベル添付
                    製 品  T-200 (93 びん)
```

図 5.12 夏ミカンマーマレードの製造例

* 使用する砂糖の一部を残し，ペクチンに加えてから添加する．ペクチン単独では分散が悪く，"だま"になる．

② 苦味を除いたものをざるに上げ，約1.5倍量の0.2％クエン酸液を加えて沸騰させる．撹拌しながら15〜20分加熱してから，布袋で圧搾する．抽出液をペクチン液として用いる．

(3) 抽出ペクチンを用いてマーマレードを調製するときは，果汁とペクチン抽出液の重量の約30％の水切りしたボイル果皮を加える．この混合物全体の70％に相当する砂糖を添加して煮詰めてマーマレードとする．(一応の目安)

(4) 夏ミカンは酸含量が高いので減酸をした方が製品は美味である．クエン酸ナトリウムで減酸をするとよい．炭酸ナトリウムとか炭酸水素ナトリウムなどでは味に変化が起こりやすいので避ける．

(5) マーマレードは「透明なペクチンゼリーの中に，かんきつの果皮を

浮かべたもの」で，JASでは糖度65％以上の規定となっている．

6. ペクチンのゼリー以外の用途

　ジャムやマーマレードのようにゲル形成をゼリーとして利用した一般的なペクチンの用途には，ほとんどの場合HMPが用いられるが，LMPは種々の用途に利用されている．前述したように，LMPは，サラダやデザートの調製，多くの食品の表面の被覆，特に果実，肉などのほか魚の冷凍ヤケとかキャンデーの硬化防止に使用される．また冷凍肉汁の安定剤[44]として使用されたり，シラップに少量のLMPを加えて処理することによる冷凍イチゴの品質向上[45,46]が図られる．最近は，食生活での脂肪摂取量を少なくする一環として，ペクチンを一部加工した"Slendid™"(Hercules社）が脂肪代替物（fat-replacer）として発表された[47]．これは，かんきつ果皮から調製したもので，サラダ用ドレッシング，クリーム，スープやマヨネーズソースなどの脂肪からのカロリーを標準的な製法で作った商品の30％未満に抑えたものである．

　わが国での動向は，表5.13にまとめて示したが，その作用はゲル化の他には単なる安定化と増粘安定化である．

　この表に示したように，飲料や発酵乳の安定化には主としてHMPが用いられ，ゲル化剤としては対象とする品目によりLMP，HMPのいずれかが選択される．また，増粘安定剤にはもっぱらHMPが使われる．このように，

表 5.12 脂肪代替ペクチンで作った食品と一般食品との比較[48),49)]

種　類	脂肪 (g)		カロリー (kcal)	
	普　通	低脂肪	普　通	低脂肪
野菜サラダ	25.5	0.3	258	25
クリームスープ	9.3	0.1	139	32
マヨネーズソースかけ	34.9	6.9	492	194
チーズケーキ	24.4	8.9	384	251
計	94.1	16.2	1,273	502

6. ペクチンのゼリー以外の用途

表5.13 ペクチンのゼリー以外の利用一覧[48]

製品の種類	作用	使用するペクチンのタイプ
飲料	安定化	HMP, LMP：精油と懸濁物の安定化
ミルク製品；発酵乳	安定化	HMP
プリン	ゲル化	LMP：ミルクプリンベース
クリーム	ゲル化	HMP-ゼラチン：サワークリームミックス
凍結デザート，シャーベット	安定化	HMP：氷結晶の成長抑制
菓子；タルト	光沢	LMP：薄くうわがけ被膜
アイスクリーム	安定化	LMP
トマトケチャップ	増粘安定化	HMP
練りウニ	増粘安定化	HMP

目的や対象物に応じて適宜メトキシル度（エステル化度）の異なるペクチンを選択的に利用することが肝要である．

一方，ペクチンは高分子の水溶性食物繊維としての役割をもち，整腸機能を持っている[49]．果実に含まれるペクチンは水溶性と不溶性があり，溶けると粘性が大きいので，血糖値上昇の抑制効果が高いと考えられる[50]．すなわち，水溶性ペクチンは胃液の粘度を高め，そのために胃内の停滞時間が長く，胃から腸への食物の移送が遅れ，また，小腸からの糖分の吸収が遅くなり，血糖の急激な上昇が抑えられる．そのために，医薬の分野では生理活性物質の吸収遅延剤として広く利用されている[51]．

また，九州大学の菅野教授のグループは，食物繊維を摂取したラットの抗体研究を行い，ペクチンはIgE（花粉症などを起こす血清イムノグロブリン）を減少すること，すなわち，免疫機能の活性化に貢献していることを明らかにした[49]．

ペクチンそのものではないが，ペクチンの分解物が抗菌作用を持つことを最初に見出したのはEl-NakeebとYousef (1970)[52]である．横塚ら (1984)[53]は，ブドウ酒発酵液中のブドウに由来するペクチン分解物がエタノールとの相乗効果によって有害な細菌の生育を抑制することを見出した．楢原と真部 (1993)[54]は，ガラクツロン酸の重合度が2, 3および7のオリゴガラクツロニドに強い抗菌作用があり，0.1～0.2％濃度では重合度1～3で大腸菌以外の各種細菌に対する抗菌活性は100％であったが，重合度4～6の抗菌作

用は弱いと報告している．竹中ら(1994)[51]は，レモンペクチンを酵素と酸で加水分解して得た分解物0.1～1.0％含む液体培地で*E.coli*のpH 5.5における抗菌力を測定した．その結果，ペクチン酸分解物よりもレモンペクチン分解物の方が強い抗菌力を示すと報告している．また，彼らは抗菌力が重合度のみではなくエステル化度によっても影響されると述べている．

ペクチンの極性を利用してイオン交換体としての利用を試みた例も見られる．畑中ら[55]は，かんきつ果皮廃棄物の利用の観点から，ミカン果皮を用いて水不溶性ハードゲルのクロスリンク細胞壁を次のように調製した．すなわち，かんきつ果皮をまず，エタノールを用いて可溶性成分を除き，アルコール不溶性固形物を得た．これをアルカリでケン化し，風乾した後，微粉砕し，ジメチルスルフィド中でエピクロロヒドリンでクロスリンクしたペクテートを調製した．このゲルはイオン交換体として重金属イオンに対して選択的なカチオン交換能をもつと報告している．

参考文献

1) Albersheim, P., Neukom, H. and Deuel, H.: *Arch. Biochem. Biophys.*, **90**, 46 (1960)
2) Waters, R. H. *et al.*: *Food Technol.*, **18**, 130 (1964)
3) Aspinall, G.O. and Jiang, K.: *Carbohydr. Res.*, **38**, 247 (1974)
4) Sabir, M.A., Sosulski, F.W. and Campbell, S.J.: *J. Agric. Food Chem.*, **24**, 348 (1976)
5) Michel, F., Thibault, J., Mercier, C., Heitz, F. and Ponillaude, F.: *J. Food Sci.*, **50**, 1499 (1985)
6) Crandall, P. G., Braddock, R. J. and Rouse, A. H.: *J. Food Sci.*, **43**, 1680 (1978)
7) Saeed, A. R., El-Tinay, A. H. and Khattab, A. H.: *J. Food Sci.*, **40**, 205 (1975)
8) Dhingra, M.K. and Gupta, O.P.: *J. Food Sci. & Technol.*, **21** (May/June), 173 (1983)
9) Li, G. and Chang, K. C.: *J. Agric. Food Chem.*, **45**, 4785 (1997)
10) Ski, X.Q., Chang, K.C., Schwarz, J.G. and Wiesenborn, D.: *J. Food Sci.*, **61**, 192 (1996)
11) McCready, R. M.: Pectin, in "Methods in Food Analysis" (Physical, Chemical, and Instrumental Methods of Analysis), 2nd Ed, ed. by Joslyn, M.A., pp.566-599, Academic Press (1970)
12) Matz, S. A.: Food Texture, pp.60-62, AVI Publ. (1962)

参考文献

13) Ress, D. A. : *Adv. Carbohydr. Chem. Biochem.*, **24**, 267 (1969)
14) Thibault, J. F. and Petit, R. : *Ind. Aliment. Agric.*, **96**, 1231 (1979)
15) Meyer, L.H. : Food Chemistry, pp.87-95, Academic Press (1961)
16) 草地道一：食品工業, **27** (22), 44 (1984)
17) Crandall, P.G. and Wicker, L.: Chemistry and Function of Pectins, pp.80-102, ed. by Fishman, M.L. and Jen, J.J., Amer. Chem. Soc. (1986)
18) Owens, H. W. and MaClay, W.D. : *J. Colloid Sci.*, **1** (4), 313 (1946)
19) Morris, E.R., Gidley, M.J., Murray, E.J., Powell, D.A. and Rees, D.A.: *Int. J. Biol. Macromol.*, **2**, 327 (1980)
20) 緒方邦安：園芸食品の加工と利用, pp.306-311, 養賢堂 (1963)
21) 松本熊市：園芸加工論, pp.131-145, 養賢堂 (1960)
22) 農林省食糧研究所：食糧その科学と技術, **1**, 52 (1958)
23) 三浦　洋：農業及び園芸, **40**, 869 (1965)
24) 農林省食糧研究所：食糧技術普及シリーズ第8号, 農産缶詰の製造技術, p.156 (1972)
25) 川端晶子, 澤山　茂：栄養と食糧, **28**, 17 (1975)
26) Baker, G.L. and Goodwin, M.W.: *Delawar Univ. Agr. Exp. Sta. Bull.*, 246 (1944)
27) Speiser, R. and Eddy, C.R. : *J. Phys. Chem.*, **51**, 117 (1947)
28) Singh, L. : *Ind. Eng. Chem.*, **14**, 710 (1922)
29) 樽谷隆之：園学雑, **23**, 35 (1954)
30) 相賀徹夫編：日本大百科事典, 11巻, p.396, 小学館 (1986)
31) 五十嵐脩, 小林彰男, 田村真八郎：丸善食品総合辞典, p.499, 丸善 (1998)
32) 日本ジャム工業会編：JAM（パンフレット）, pp.1-13 (1988)
33) Mark, J. and Strange, R.: The Food Industry, p.321, Chapman and Hall (1993)
34) 森川　徹：缶詰時報, **67**, 913 (1988)
35) 桜井芳人, 斉藤道雄, 東　秀雄編：食糧工業, pp.213-220, 恒星社厚生閣 (1972)
36) Nickerson, J.T. and Ronsivalli, L.: Elementary Food Science, pp.315-316, AVI Publ. (1976)
37) 香川芳子監修：四訂食品成分表, p.248, 260, 264, 268, 女子栄養大学出版部 (1999)
38) 葉山静憲, 滝口俊一, 奥山秀俊：食品工業, **31** (6), 20 (1988)
39) Kawabata, A., Sawayama, S. and Kotobuki, S.: *Jap. J. Nutr.*, **34**, 3 (1976)
40) Hyvonen, L. and Toma, R.: *J. Food. Sci.*, **48** (1), 183-185, 192 (1983)
41) Andress, C.: *Food. Prosess.*, **39** (12), 64 (1978)
42) 真部孝明編著：農産加工ガイドブック, pp.89-94, 富民協会 (1992)

43) 桜井芳人, 斉藤道雄, 東　秀雄, 鈴木明治編：総合食料工業, pp.364-370, 恒星社厚生閣(1978)
44) Walters, R.H. et al. : *Food Technol.,* **18**, 130(1964)
45) Joseph, G.H. : *Food Eng.,* **25**, 71(1953)
46) Baker, G.L. : *Food Ind.,* **13**, 55(1941)
47) Pszczola, D. E. : *Food Technol.,* **45**(11), 116(1991)
48) 草地道一：食品工業, **27**(22), 44(1984)
49) 辻　啓介：農業及び園芸, **71**(1/2), 194(1999)
50) 武部和夫：果実日本, **54**(12), 38(1999)
51) 竹中哲夫, 武藤　修, 八並一寿, 越後多嘉志：日食工誌, **41**(11), 785(1994)
52) El-Nakeeb, M.A. and Yousef, R.T.: *Planta Med.,* **18**, 295(1970)
53) 横塚弘毅, 松土俊秀, 櫛田忠衛, 稲峰成男, 中島智恭：発酵工学, **62**,1(1984)
54) 楢原　順, 真部正敏：日農化関西支部第38回講演会, 農化, **67**, 934(1993)
55) T. Hatanaka, K. Sakamoto and Y. Wada : *Agric. Biol. Chem.,* **54**, 3347(1990)

あとがき

　全ての陸上植物は多かれ少なかれペクチン質を含んでいるので単にペクチン質の物性面（主に粘性面）のみならず，その保水性や金属イオンとの結合などの性質の活用，あるいは分解物や他の化合物との付加重合物なども素材として利用できる可能性がある．ペクチン質は植物生理とも密接に関係を持っている．すなわち，木々の落葉，果実の落下，種子の保護，組織の硬軟化（細胞相互の結合）や植物の乾燥耐性など種々の面で直接・間接に関与している．ペクチンはこのように多様な性質と機能を持っているので，全般にわたって網羅した内容とすることは私の知識の及ばぬところであり，また限られたページ数で記述することは不可能であったので，ペクチン質の科学とその応用面について，主として文献の紹介を中心に述べた．本書では特に植物組織中に存在するペクチン質を食品加工面に積極的に利用する方面に主眼をおいて記述したつもりである．

　ペクチンはデンプンやセルロースとは異なり，単一の糖から構成される単純多糖類ではなく，ガラクツロン酸を主体として種々の中性糖（ガラクトース，ラムノース，グルコース，フコース，キシロースなど）を含み，さらにガラクツロン酸のカルボキシル基はかなりの部分がメチル基でエステル化されている．また，植物体内ではセルロースやヘミセルロースあるいはタンパク質（エクステンシン）と結合し，カルシウムやマグネシウムなどの多価カチオンと架橋結合を形成し，ガラクツロン酸の遊離カルボキシル基の一価カチオン（主にカリウムイオン）により中和されている．このように，複雑多岐にわたっているのでペクチンを天然界に存在している状態で抽出し，精製することは困難で，実際に抽出したペクチンは何らかの変化を伴っている．特に，不溶性であるプロトペクチンは真の構造が確定していないのが現状である．植物体の種類により，それぞれ少しずつ性質の異なるペク

チンが存在しているのかも知れない．しかし，ペクチンの物理化学的性質を明らかにするためには，さらに *in vivo* に近い状態のものを抽出し，精製する必要があろう．

　食品加工面においては，物性面の活用を図るために，植物組織からペクチン質を抽出して，ペクチン製品として市販されているが，これはほとんど100％輸入品であり，わが国のかんきつ加工副産物の処理と有効利用の点からも，さらに検討すべき問題が残されている．

　予備加熱によるテクスチャーの改善には，ペクチン質の関与が極めて大きいが，植物組織内の酵素を生体内で活用するという意味から比較的新しい課題である．一方，ペクチン分解酵素（ペクチナーゼ）は微生物から産生されたものが市販されており，果汁製造に極めて有効に利用されている．残念ながら，微生物の産生するPEにはPGが随伴しているので，水煮後や加熱殺菌後の組織の硬度保持に利用する場合，粗酵素をそのまま組織内へ導入を図ることは極めて困難である．また，食品加工は純粋研究とは異なり，絶えずコスト面を考慮する必要がある．植物組織内のペクチン質はリグニンやセルロースのように固定化されたものではなく，その合成と分解が生体内で可逆的に行われていることも忘れてはならない．

　最近，食品中の非消化性繊維（食物繊維）が機能性物質として種々の加工品に添加されているが，ペクチン質もこれに属する．また，低メトキシルペクチンは糖が存在しなくても二価のカチオンによってゼリー化を起こすことから，低カロリー食品への適用によって消費が伸びている．

　さらに，ペクチンを油脂の代替え物質として利用する試みがなされたり，ペクチンの分解物に抗菌力のあることも見出されている．また，食品分野以外に，種々の有機化合物の分離・精製に使用するイオン交換体やゲルクロマトグラフィーの充填剤としての用途も検討されている．

　このように，ペクチン質には多くの可能性が秘められていると考えられる．

索　引

【ア】

愛玉子　35
アガロース　38
アズキ　35, 73
アスパラガス　53
アセチル化　1
アセチル基　13
アボカド　51, 61
甘柿　63
アミノ-カルボニル反応　108, 110
網目構造　1, 4, 19, 88, 92
アラビノース　10, 19, 20, 59
アルカリ可溶性ペクチン　32, 60
アルコール不溶性固形物　26, 58, 85
アルベド　7
アンズ　67, 106

イオン結合型ゲル　88, 91
イオン交換カラムクラマトグラフィー　33
イオン交換体　122
イチゴ　6, 62, 105, 106
イチゴジャム　17, 98, 110, 112
イチジク　111
イチジクジャム　116
インゲンマメ　51, 67, 73, 76

Willstätter-Schudel法　55
ウベローデ粘度計　15, 36
ウメ　62
ウロン酸　1, 10, 11, 30, 71, 74
温州ミカン　7

液化型ペクチンデポリメラーゼ　49

エキソペクチンデポリメラーゼ　49
エキソポリガラクツロナーゼ　54
エクステンシン　4
エクストルーダー　68
エステル化　1, 13, 34
エステル化度　11, 13, 31, 61, 69, 70, 73, 76, 77, 84, 91, 109
　　──によるペクチンの分類　90
エステル結合　60
エチレンジアミン四酢酸　27, 35
エッグボックス　88
塩化カルシウム　59, 66
塩酸　20
塩酸可溶性ペクチン　68, 77
塩酸法　28
エンドウ　68
エンドペクチンデポリメラーゼ　49
エンドポリガラクツロナーゼ　54

オストワルド粘度計　36, 56
オリゴガラクツロニド　121
オリーブ　67, 68
オリーブ細胞壁　20
オリーブパルプ　63

【カ】

カキ　6
架橋（結合）　1, 77, 79, 87, 88, 91, 93
果実（類）　58, 73, 77
　　──の構成糖組成　20
　　──の成熟・貯蔵に伴う軟化　54, 58
　　──の軟化　4, 18
　　──のペクチン含量　7
果実ゼリー　101
果実ソース　102

果実等含有率　101
果実バター　102
果汁の清澄化　16, 50
加水分解酵素　50
ガスクロマトグラフィー　44
ガスクロマトグラム　45
加熱　17, 54
　──に伴う植物組織の軟化　65
　──に伴うペクチンの分解機構　69
カブラ　7
可溶性固形物　93, 95, 99, 109
過ヨウ素酸-チオバルビツール酸反応　70
カラギーナン　109
ガラクツロナン　11, 90
ガラクツロン酸　5, 8, 10, 13, 26, 30, 31, 49, 54, 65, 67, 69, 90, 108
ガラクトグルコマンナン　21
β-ガラクトシダーゼ活性　61, 64
ガラクトース　10, 19, 20, 58, 59, 64
D-ガラクトピラノシルウロン酸　1, 10
カーラント類　98
カリウムイオン　78
カリフラワー　76
カルシウムイオン　66, 68, 72, 79, 88, 109
カルバゾール法　30
カルボキシル基　2, 13, 31, 34, 69, 77, 89, 90
かんきつ果汁　16
かんきつ果皮　90, 108
かんきつペクチン　69, 95
かんきつ類　7, 51, 106
還元粘度　37
還元力測定法　54, 55
冠水いも現象　74
缶詰　66, 72, 76
寒天　108
γ線照射　62

キイチゴ　98
キウイフルーツ　51, 52
キシリトール　111

キシログルカン　4, 21
キシロース　5, 20, 58, 101
キャンデーの硬化防止　93, 120
キュウリ　65, 68, 72
キュウリピクルス　72
キルシュ　102
キレート仮説　67
キレート結合　13
キレート剤　26, 27, 32, 92
キレート剤可溶性ペクチン　15, 17, 32, 61, 71, 74, 77
キレート剤抽出　27
金属イオン　2

グアバ　85
クエン酸緩衝液　67, 86
クエン酸ナトリウム　92, 93
クランベリー　106
グリコシド結合　1, 13, 26, 69, 84
グルコース　5, 10, 58, 71
グレード　95
グレープフルーツ　35, 52, 99
クロスリンク細胞壁　122

結合型グリカン　59
結合型ペクチン　59
血糖値上昇抑制効果　121
ゲル　87, 88
　──の硬さ　87
　──の弾性　17
ゲル化　94
　──温度　109
　──剤　108
ゲル強度　19
ゲルクロマトグラフィー　17, 38
ゲル形成　1, 2, 19, 86, 87, 109
ゲル沪過法　14
限外沪過法（UF）　52
ケン化　31

抗菌作用　121
　オリゴガラクツロニドの──　121
　ペクチンの──　121

索　引

構成糖組成　　5, 19, 41
酵素　　5, 49
高速液体クロマトグラフ　　38
硬度保持　　74
高メトキシルペクチン　　90-92, 108
固形量　　93
コショウ　　78
小麦根の細胞壁　　5
固有粘度　　15, 37
コロイド性　　19, 86

【サ】

細胞壁　　3-5, 58, 65, 67, 74
　　──の構成糖組成　　5, 6
　　──のペクチン質　　65
細胞膜　　78
細胞粘着剤　　4
魚の冷凍ヤケ防止　　93, 120
酢酸カルシウム　　66
サクランボ　　11, 12, 60, 74, 77
　　──の細胞壁　　5, 6
　　──の糖組成　　5
ササゲ　　51, 73
サッググレード　　16
サツマイモ　　65, 74, 75
砂糖　　87, 93, 107
　　──と酸の添加量　　95
サヤインゲン　　66, 67, 78
サヤエンドウ　　51, 78
サラダ　　93, 120
酸　　2, 26, 87, 91, 95, 105, 109
酸可溶性ペクチン　　32, 61
酸抽出法　　27
酸濃度　　96

CA貯蔵　　61
脂肪代替物　　120
3,5-ジメチルフェノール法　　30
ジャガイモ　　19, 64, 66, 74, 78
ジャガイモ塊茎　　5, 32
ジャム（類）　　86, 91, 97, 101, 102
　　──の沿革　　97
　　──の原材料　　105

　　──のJAS表示　　103
　　──の条件　　104
　　──の成分　　107
　　──の製法　　110
　　──の日本農林規格　　99
　　──の粘性　　105
　　──の品位基準　　103
　　──の品質表示基準　　99
　　──の副資材　　107
ジャム業界　　100
重合リン酸塩　　27
シュウ酸　　27, 32, 84
シュウ酸アンモニウム　　20, 27, 84, 85
シュウ酸アンモニウム可溶性ペクチン
　　63
柔組織　　3
重量法　　30
硝酸　　84
じょうのう　　7
植物細胞　　3
植物組織　　4
　　──の加熱に伴う軟化　　65
　　──の軟化　　54
　　──のペクチン含量　　6
ショ糖　　110
真空浸透　　74
親水性コロイド　　18, 19
浸透圧法　　14

水素イオン　　88
水素結合　　1, 87
水素結合型ゲル　　86, 91
スイートタイプ　　99
スイートチェリー　　51
水溶性食物繊維　　17, 121
　　──の分子量分布　　71
水溶性ペクチン　　15-17, 32, 60, 61, 64,
　　68, 71, 74, 76, 77, 86, 94, 121
す入り　　65
すりジャム　　102

生理活性物質吸収遅延剤　　121
セット速度　　109

ゼリー　86, 91, 92, 101
ゼリー化　95, 96
　──剤　26
ゼリー強度　83, 93, 94, 96
ゼリーグレード→ペクチングレード
ゼリー形成　95, 108, 111
セルロース　3, 4
全ペクチン質　26, 66
　──の含量（果実・野菜）　108
　──の抽出　26, 28
　──の定量　28, 29

相対粘度　37
増粘安定剤　120
増粘剤　108
ソラマメ　66, 73
ゾル　88
ソルビトール　108, 111

【タ】

ダイコン　6, 38, 65, 68, 76
多価金属イオン　91
脱エチレン処理　62
脱水剤　19, 86, 91
脱離酵素　50
多糖類　1, 2, 5, 58
　──の構造　8
タマネギ　20
炭酸ナトリウム　66

チェリー　77
チオバルビツール酸　70, 74
茶葉　74
中性糖　1, 8, 10, 19, 30, 60, 65, 71, 89, 108
　──の加水分解　41
　──の糖アルコールアセテート誘導体　43
中性糖分布　11
中葉組織　3-5, 41, 58, 65
超遠心分離法　14
超高圧処理ジャム　99
チルドジャム　99

低温障害　67
低温処理　64, 72
低温長時間ブランチング　78
低糖度ジャム　100
TPA パラメーター　78
低メトキシルペクチン　88, 90, 91, 93, 108
デキストラン　38
滴定法　31
テクスチャー　58, 65, 72
デザート　93, 120
電子ビーム照射　63

糖（類）　2, 19, 86, 91, 96, 105, 107
糖アルコール　108, 110
糖アルコールアセテート誘導体　43
糖化型ペクチンデポリメラーゼ　49
トウガラシ　77
糖濃度　96
糖の種類と保持時間　44
透明果汁製造　54
トマト　63
トマトペクチン　15
トランス脱離反応　70
トリフルオロ酢酸　41
ドレッシング　120

【ナ】

ナタネ種子　20, 84
夏ミカン　95
夏ミカンマーマレード　118, 119
ナトリウムイオン　66

二価カチオン　2
ニンジン　15, 17, 35, 36, 41, 66, 71, 76

ネクタリン　40, 61
粘度計　36
粘度測定法　14, 17, 36, 54, 56
粘度測定用ペクチン　29

【ハ】

バタービーン　66, 72
バナナ　51
バラジャム　102
パラチノース　101
パルパーフィニッシャー　102

PE異性体　51
ヒシの実　74
比色定量法　30
ビタータイプ　99
ビート　76
ビートパルプ　6, 16, 31, 84, 90, 108
ビートパルプペクチン　15, 20
m-ヒドロキシジフェニル法　30
比粘度　37
ヒマワリ　84
ヒマワリペクチン　85

ファン・デル・ワールス力　87, 89
フィチン酸　66, 72
フェルラ酸　13
フコース　20
ブドウ　6, 111
ブドウ糖　107
富有柿　67
フラクトオリゴ糖　101
フラベド　7
ブランチング　15, 71, 76
フルーツバター　102
フルーツペースト　102
ブルーベリー　73, 99, 106
プレザーブ（スタイル）　101, 102, 105
プロトペクチナーゼ　50
プロトペクチン　1, 2, 4, 9, 61, 66, 92
　——の構造　9, 10
分散ゲル形成能　1
分子間引力　87
分子間静電気の反発力　89
分子量　14, 70
　——の計算式　37
　——の測定　36

分析用試料　26
分裂組織　3

平滑領域　10, 11, 59
平均分子量　36
ヘキサメタリン酸ナトリウム　26, 27, 29, 32

ヘキサメタリン酸アンモニウム　85
ヘキサメタリン酸可溶性ペクチン　68
ペクチナーゼ　49
ペクチニン酸　2, 8, 70, 84, 92
　——のトランス脱離反応　70
ペクチネート　2, 9
ペクチン　1, 2, 35, 36, 66, 94, 105
　——ゲルの強さ　18
　——の加水分解　68
　——の加熱・乾燥に伴う分子量変化　71
　——の加熱に伴う分解　69
　——の可溶化　70
　——の基本モデル　12
　——のゲル化の必要条件　94
　——の構成糖組成　5, 19-21
　——の構造　8
　——の骨格分子　9
　——のCa-キレート結合　13
　——の抽出　26, 27, 83
　——の定義　2
　——の定量　29
　——の粘度変化（果実の熟度による）　94
　——の分解機構　69
　——の分子量　14, 19
　——の分子量測定　36, 37
　——の命令　1
　——の溶解度分割　33, 34
　——の利用　83
ペクチンエステラーゼ（PE）　49, 50, 78
ペクチンエステラーゼ活性　51, 65, 74
　——の測定　53
　——の表示法　52
ペクチングレード　7, 16, 85, 95

ペクチンゲル→ゲル
ペクチン酸　1, 3, 8, 88, 90
　――カルシウム　72
　――マグネシウム　72
ペクチン質　2, 3, 60, 65, 84
　――の可溶化　58
　――の構成糖組成　5, 20, 21
　――の分割　32
　――の分子量分布　39
　――の溶解度の差による分割　32
ペクチン質の変化　58
　リンゴ成熟中の――　58
　モモ成熟中の――　60
　サクランボ成熟中の――　60
　アボガド成熟中の――　61
　ネクタリン追熟・貯蔵中の――　61
　ウメ貯蔵中の――　62
　イチゴ貯蔵中の――　62
　マンゴ脱緑処理中の――　63
　甘柿の熱処理に伴う――　63
　トマト成熟中の――　63
　ジャガイモ成熟・貯蔵中の――　64
　ダイコンのす入りに伴う――　65
　サツマイモの貯蔵に伴う――　65
ペクチンゼリー　95
ペクチンデポリメラーゼ　49
ペクチン濃度　94, 96
ペクチン分解物　121
ペクチンリアーゼ　49
ペクテート　1, 66
ペクトース　1
ペクトリアーゼ　49
β脱離　67-70, 73, 74
ヘミセルロース　3, 60, 67
ベリー類　98

ホモガラクツロナン　11, 21, 67, 12
ポリアクリルアミド　38
ポリウロニド　11, 31, 50, 63, 90
　――の可溶化　67
ポリガラクツロナーゼ（PG）　54, 60
　――還元力測定　55
　――粘度測定法　56

ポリガラクツロナーゼ活性　54
　――の測定　55
ポリガラクツロン酸　2, 3, 8, 88

【マ】

マグネシウムイオン　79, 88
マーマレード　99, 101, 118
豆類　66, 72
マルチトール　108
マルメロ　87
マンゴー　63
マンゴーパルプ　85
マンゴーペクチン　15
マンノース　10

水あめ　107
ミックスジャム　101, 103

無水ウロン酸　20, 31, 59
無水ガラクツロン酸　20

メタノール　76
メチルエステル基　2, 8, 49, 78, 84
メチル基　13
メトキシル含量　90-92
　――と糖濃度　91
メトキシル基　2, 11, 19, 77, 84, 90

毛状領域　10, 11, 71
モモ　15, 18, 60
　――の糖組成　60

【ヤ】

野菜（類）　63, 71, 76

遊離型グリカン　59
遊離型ペクチン　59

容器　109
洋ナシ　6
予備加熱　54, 75
　――による硬度保持現象　74

【ラ】

ライム搾汁粕　84
ラクトン　74
ラズベリー　106
ラムノガラクツロナン　10-12, 21
L-ラムノシル基　10
ラムノース　19, 20, 71
リグニン　3, 66
離水（離漿）　91, 96
立体障害　89
硫酸法　28
緑豆　52
リンゴ　19, 51, 58, 87, 106
　——の糖組成　11
リンゴ搾汁粕　7, 15, 90, 108
リンゴジャム　114
リンゴパルプペクチン　15
リンゴペクチン　11, 15

冷蔵　62
冷凍食品　77
レモン　19, 84
レモン果皮　6, 7
レモン搾汁粕　84
レモンペクチン　122
レンズマメ　72
ローカストビーンガム　108
和ナシ　6

【欧　文】

【A】

acid soluble pectin → ASP
AIS　26, 31, 58, 70, 85
alcohol insoluble solid → AIS
ASP　32
AUA　20, 31, 59, 85

【B】

β-elimination　69, 70
Bio-Gel A　38

Bio-Gel P　38
Bio-Gel TSK 60XL　18

【C】

Ca-pectate　71
Champ　71
chelator soluble pectin → CSP
controlled atmosphere storage　61
CSP　32

【D】

DB-225　44
DEAE-cellulose　34
DEAE-Sephacel　34
degree of esterification　91

【E】

EDTA　15, 20, 27, 32, 35
endo-PG　50
endo-PL　50
exo-PG　55
exo-PMG　55

【F】

fat-replacer　120
fruit butter　102
fruit jelly　101
fruit sauce　102

【G】

GLC　44

【H】

hairy region　10, 71
high methoxyl pectin → HMP
HMP　89-92, 94, 108-110, 121
HP　68
HPLC　38
HPSEC　18

【J】

jam　97, 102

[L]

LMP 90, 91, 93, 109, 110, 120
low methoxyl pectin → LMP

[M]

marmalade 118
mixed jam 103

[N]

non soluble pectin → NSP
NSP 32

[P]

PE 49, 50, 61–63, 78
pectate 1, 3
pectic acid 3
pectic substance 2
pectin 2
pectin depolymerase 49
pectinase 49
pectinate 2
pectinesterase inhibitor → PEI
pectinesterase → PE
pectinic acid 2
pectose 1
PEI 52
PEu 52
PG 54, 60, 61, 63
PGu 55, 91, 93, 95, 96
PPase 50
pre-heating 75

preserves 102
protopectin 1, 2

[Q]

QAE-Sephadex 40
Q-Sepharose 35

[R]

rose jam 102

[S]

sag grade 16
Sephacryl S-300 17, 39
Sephadex G 38
Sephadex G-100 74
Sephadex G-200 15, 18
Sepharose 38
Sepharose CL-4B 18
Slendid 120
smooth region 10, 11, 59

[T]

TBA 70, 74
TFA 42

[V]

vacuum infiltration 74

[W]

water soluble pectin → WSP
WSP 32, 68

著者紹介

真部孝明（まなべ　たかあき）

現　在
農学博士（京都大学），広島県立大学名誉教授，日本食品科学工学会終身会員

学歴・職歴
1960 年 3 月　京都大学農学部農芸化学科 卒業
同　年 4 月　宝酒造(株)入社．本社研究所
1963 年 6 月　愛媛県庁入庁．総合化学技術指導所
1973 年 10 月　広島県立農業短期大学 講師
1982 年 4 月　　　　同　　　　教授
1990 年 4 月　広島県立大学生物資源学部 教授
2001 年 3 月　　　同大学停年退職
2002 年 4 月　くらしき作陽大学 教授
2006 年 3 月　　　同大学退職（2011年 3 月迄客員教授）

主な著書
「一村一品手作り農産加工」（単著）農山漁村文化協会（1986）
「農産加工ガイドブック」（編著）富民協会（1992）
「食品用語ハンドブック」（単著）大学教育出版（1995）
「クリ果実・その性質と利用」（単著）農山漁村文化協会（2001）
「フローチャートで見る食品分析の実際―植物性食品を中心に」（単著）幸書房（2003）
「よくわかる農産物加工ガイド」（単著）家の光協会（2007）
などの他，分担執筆多数．

ペクチン―その科学と食品のテクスチャー

2001 年 3 月 30 日　初版第 1 刷発行
2012 年 10 月 30 日　初版第 2 刷発行

著　者　真　部　孝　明
発行者　桑　野　知　章
発行所　株式会社　幸　書　房

〒101-0051　東京都千代田区神田神保町 3-17
Tel 03-3512-0165　　Fax 03-3512-0166
Printed in Japan 2001Ⓒ　　URL: http://www.saiwaishobo.co.jp

(株)平文社

無断転載を禁じます．

ISBN978-4-7821-0182-7　C3058

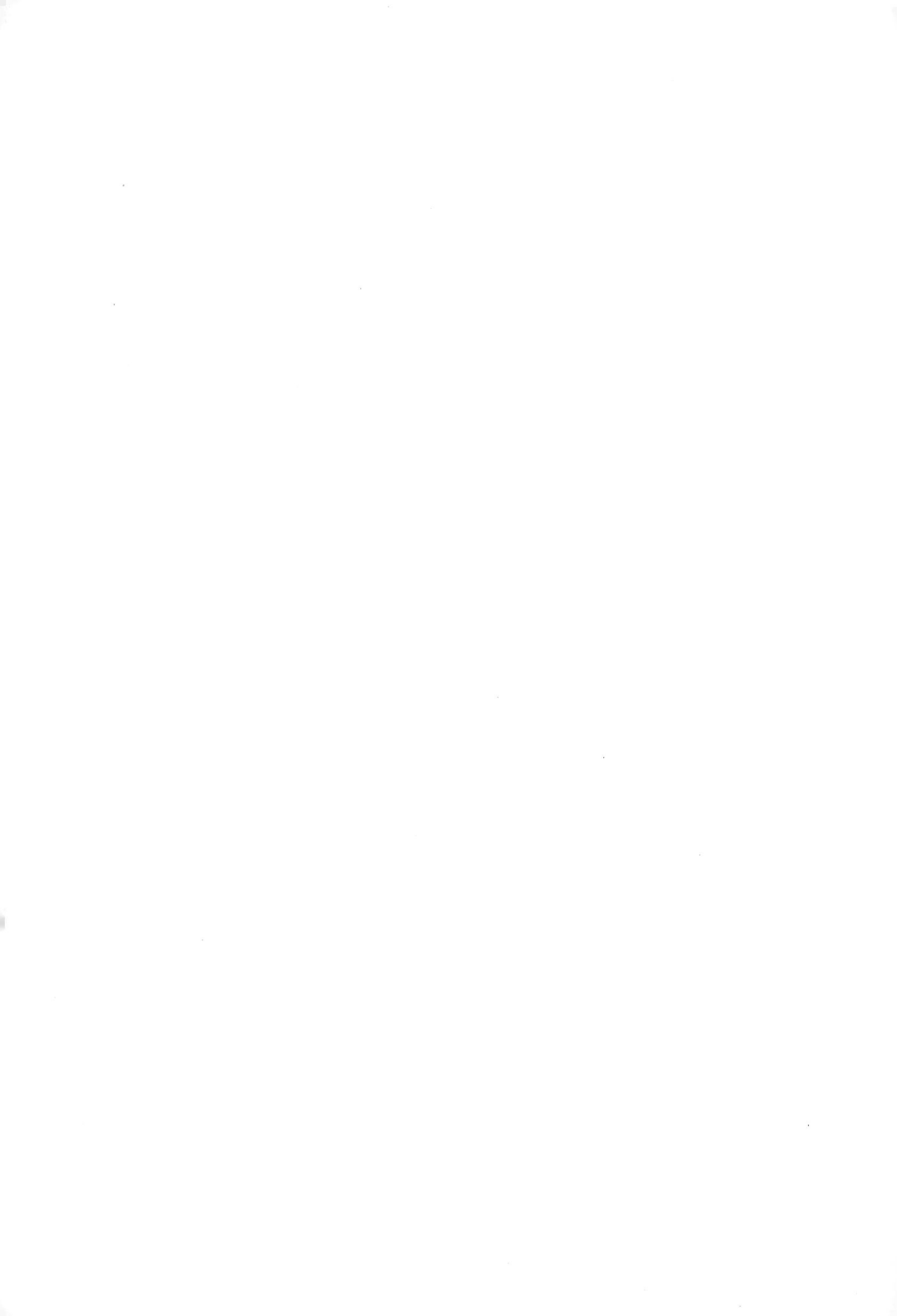